Mirjam Rögner-Schneider

Entspannt durch den Sommer

Fantasievolle Entspannungsübungen für Kinder: Autogenes Training, Progressive Muskelentspannung, Massagen und Meditationen

Illustrationen: Marc Robitzky

Ökotopia Verlag, Münster

Impressum

Autorin:	Mirjam Rögner-Schneider
Lektorin:	text.[Marke] Katja Müllenmeister, Hamburg
Illustrationen:	Marc Robitzky
Satz:	Hain-Team, Bad Zwischenahn
ISBN:	978-3-86702-146-3

1. Auflage

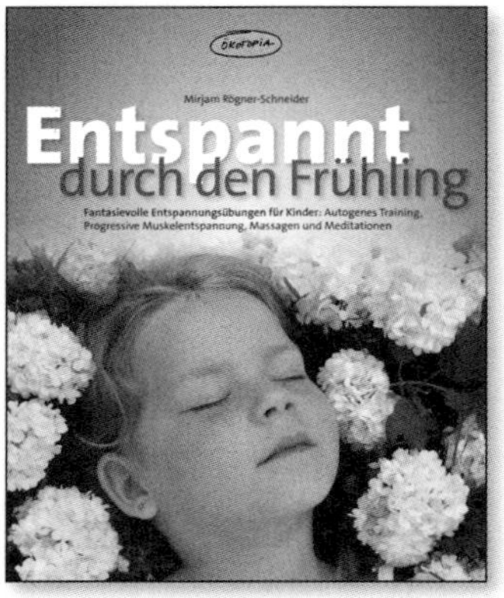

Weiterführende jahreszeitliche Entspannungsangebote finden Sie in diesem Buch:

Mirjam Rögner-Schneider:

Entspannt durch den Frühling

Fantasievolle Entspannungsübungen für Kinder: Autogenes Training, Progressive Muskelentspannung, Massagen und Meditationen

ISBN 978-3-86702-145-6

Inhalt

Entspannung – in der Ruhe liegt die Kraft

Manchmal zeigen Kinder Stacheln. Sie sind nicht weich und kuschelig, sondern schwierig und trotzig. Grenzen werden ausgetestet und die Geduld der Eltern strapaziert. Gerade dann brauchen diese Kinder viel Liebe und Zuwendung und die Möglichkeit, sich zurückzuziehen. Entspannungsübungen helfen Kindern, sich einen Raum der Ruhe und des Rückzuges zu schaffen – und so auch wieder aus der kratzbürstigen Stimmung herauszukommen. Sie wirken sich positiv auf den Gesamtorganismus aus und unterstützen Kinder, ihren Alltag leichter zu bewältigen. Durch Stress, innere Anspannung oder zu langes Sitzen ist der Körper oft, ohne dass man sich dessen bewusst ist, sehr verspannt. Durch gezielte Entspannungsübungen gelingt es, diese Verspannung zu erkennen und aufzulösen. Der Körper fühlt sich freier und lockerer an. Die neu gewonnene Energie und Ausgeglichenheit trägt zu einem besseren Körperbewusstsein und größerer Leistungsfähigkeit bei – kleine „Klippen des Lebens können so besser umschifft werden". Außerdem fördert es den sorgsamen Umgang mit anderen Kindern und ein positives Sozialverhalten.

Das Buch gibt konkrete Anleitungen zu fantasievollen Entspannungsübungen mit Kindern. Der Schwerpunkt liegt auf Autogenem Training, Progressiver Muskelentspannung, Massage und Meditation. Alle Übungen sind eingebettet in kindgerechte Geschichten, damit sich die Kinder besser auf die Entspannung einlassen können. Ergänzende Körperfühlübungen und Geschicklichkeitsspiele lassen sie ihren Körper bewusst wahrnehmen und Bewegungsabläufe des Körpers besser kennenlernen, Konzentrationsübungen erhöhen die Aufnahmebereitschaft der Kinder. Passende Bastelideen runden das Angebot ab und dienen als witzige Beilage, um die Geschichten zu vertiefen. Das Besondere am Buch: Eine „Hauptpersonen" (z. B. Gustav Glühwürmchen) begleitet die Kinder durch das ganze Kapitel. Der thematische Schwerpunkt liegt in diesem Band auf Entspannungsübungen für den Sommer.

Jedes Kapitel enthält Anregungen für eine komplette Entspannungsstunde, die jeweils aufeinander abgestimmt sind. Je nach Wunsch können aber auch nur einzelne Elemente ausgewählt werden. Alle Übungen sind ohne viel Aufwand durchzuführen und eignen sich daher sowohl für Gruppen (Kindergarten oder Schule) als auch für das familiäre Umfeld. Durch eine kurze Einführung in die Entspannungstechniken im ersten Kapitel sind die Übungen auch für bisher unerfahrenen Anwender leicht durchzuführen.

Die Kinder nehmen mit Begeisterung an den Entspannungsübungen teil und können noch als Erwachsene darauf zurückgreifen und so Stresskrankheiten besser und schneller vorbeugen. Viel Spaß bei der Umsetzung mit den Kindern!

Die Autorin

Wissenswertes über Entspannung

Viele Entspannungsmethoden sind sehr lernintensiv, allen voran das Autogene Training, was bei Kindern oftmals ein Problem darstellt. – Die Einbettung im Buch in fantasievolle Geschichten erleichtert den Kindern, sich zu entspannen. Hierbei dürfen aber nicht zu hohe Ansprüche an die Kinder gestellt werden. Es ist viel Geduld erforderlich. Kinder entspannen anders als Erwachsene. Sie liegen selten still und sie wollen schon gar nicht immer die Augen schließen. Das ist vollkommen in Ordnung. Wenn das Kind mit offenen Augen entspannen will, warum nicht? Eine Kerze auf einem bunten Tuch, ein paar zur Geschichte passende Gegenstände dekorieren, das schafft eine stimmungsvolle Atmosphäre. So können die Kinder während der Geschichte ruhig in die Flamme der Kerze schauen und die Gegenstände betrachten. Nun lauschen sie entspannt und ohne Druck der Geschichte.

Während das Autogene Training zwischen verschiedenen Komponenten (Wärme, Schwere etc.) wechselt, wird in der Progressiven Muskelentspannung immer auf denselben Ablauf zurückgegriffen, da Wiederholungen sich bei Kindern besser einprägen und Abläufe so leichter abgerufen werden können. Der Schwerpunkt der Meditation hingegen liegt vor allem auf Konzentration, Schärfung der Sinne und Ruhe. Im nachfolgenden Erklärungsteil wird genauer auf die einzelnen Methoden eingegangen.

Wichtig für alle Entspannungstechniken ist eine ruhige und angenehme Atmosphäre.

Autogenes Training (AT)

Autogenes Training wurde in den 20er Jahren in Berlin von dem Neurologen und Psychiater Johannes Heinrich Schultz auf der Grundlage der Selbsthypnoseuntersuchung entwickelt. Er fand heraus, dass Patienten nach hypnotherapeutischen Sitzungen in der Lage waren, bestimmte Körperfunktionen und -empfindungen, die normalerweise nicht willentlich steuerbar sind, autosuggestiv zu beeinflussen. Das heißt, dass man allein durch Konzentration bestimmte Körperabläufe (Blutkreislauf, Herzschlag etc.) steuern kann, die normalerweise automatisch, ohne Steuerung von außen ablaufen. Auf dieser Erkenntnis baut das AT auf.

Autogenes Training kann, in Geschichten verpackt, mit Kindern ab 3 Jahren durchgeführt werden. Natürlich werden sich die Kleinen nicht so gut konzentrieren können wie ältere Kinder. Wichtig ist, dass es den Kindern gefällt und sie eine positive Grundeinstellung gegenüber Entspannung bekommen.

Um den Kindern die Formeln des AT näherzubringen, werden vor den jeweiligen Geschichten die darin enthaltenen Formeln angesprochen. Nachfolgende Erklärungen sind dabei sehr hilfreich und machen den Kindern verständlich, dass sie die Geschichten „nachfühlen“ müssen.

Elemente des AT

Ruheformel: *„Ich bin vollkommen ruhig …“* (Symbol: Spiegel oder Teelicht)
Für Kinder: *„Stell dir vor, wie alles um dich herum ganz ruhig wird. Kein Geräusch ist zu hören. Du entspannst dich und stellst dir vor, dass dich nichts mehr stören kann.“*

Schwereformel: *„Alles an mir ist ganz schwer …“* (Symbol: Stein)
Für Kinder: *„Sicher kennst du das Gefühl, wenn du lange gelaufen bist. Deine Beine sind danach ganz schwer. Oder du hast über eine weite Strecke deine Schultasche geschleppt. Deine Arme fühlen sich richtig schwer an. Stell dir einfach bei dieser Übung etwas ganz Schweres vor wie z. B. einen Stein.“*

Wärmeformel: *„Mir wird wohlig warm …“*(Symbol: Sonne oder gelbes Tuch)
Für Kinder: *„Bestimmt kennst du das Gefühl, wenn im Sommer die Sonne vom Himmel scheint. Die Sonnenstrahlen wärmen deinen Körper. Oder du stellst dir ein großes Lagerfeuer vor, mit lustig flackernden Flammen.“*

Atemformel: *„Der Atem geht ruhig und gleichmäßig …“* (Symbol: Feder oder blaues Tuch)
Für Kinder: *„Vielleicht warst du schon einmal am Meer. Stell dir das ruhige und gleichmäßige Schlagen der Wellen vor, wie sie an den Strand heranrollen. Wenn dir das schwer fällt, stell dir einfach den Wind vor, wie er ruhig und gleichmäßig weht, durch das Gras einer Sommerwiese bläst und die Halme sich sanft biegen. Genau so ruhig atmest du ein und aus.“*

Herzformel: *„Das Herz schlägt ruhig und gleichmäßig …“* (Symbol: rotes Herz oder Tuch)
Wird in diesem Buch nicht angewandt, da nicht kindgerecht.

Sonnengeflecht: *„Der Bauch wird wohlig warm …“* (Symbol: Kugel / Dekorationsstein gelb)
Für Kinder: *„Bestimmt hast du schon einmal heißen Tee getrunken oder eine Wärmflasche auf deinen Bauch gelegt. Hier liegt dein Sonnengeflecht. Stelle dir vor, wie der warme Tee nach unten in deinen Bauch fließt.“*

Kopfformel: *„Die Stirn wird angenehm kühl …“* (Symbol: Wasserschälchen)
Wird in diesem Buch nicht angewandt, da nicht kindgerecht.

In den Geschichten werden die Elemente Ruhe, Schwere, Wärme, Atem und Sonnengeflecht angewandt. Sie sind für Kinder gut nachvollziehbar. Während der Geschichten sollte im Hintergrund leise Entspannungsmusik laufen.

Bevor die AT-Geschichte vorgelesen wird, ist es wichtig, den Kindern eine kurze Information über die Geschichte zu geben.

Beispiel: AT-Geschichte „Der Sonnenstein"

Spielleitung: *„Unsere heutige Entspannungsgeschichte handelt von einem kleinen Sonnenstein. Ich habe euch hier einige Steine mitgebracht. Wir werden sie nachher in Ruhe betrachten. So könnt ihr es euch besser vorstellen. In der Geschichte kommen die Elemente Ruhe, Schwere, Wärme und Atem vor. Während ich die Geschichte vorlese, schlüpft ihr in die Rolle des kleinen Steins und spürt, wie schwer die anderen Steine auf euch liegen, wie warm es wird, wenn die Sonnenstrahlen euch kitzeln und wie ruhig es auf einer Sommerwiese ist. Danach unterhalten wir uns noch ein wenig über die Geschichte."*

Nach der Entspannungsphase folgt die **Rücknahme.** Sie ist von großer Bedeutung. Die Kinder müssen sich richtig recken und strecken. Erfolgt keine ausreichende Rücknahme, bleibt ein leichtes Trancegefühl zurück, da der Kreislauf nicht richtig in Schwung kommt. Dies gilt übrigens bei allen Entspannungsmethoden. Die Rücknahmeformel mit den einzelnen Zahlen dient zum besseren Einprägen der einzelnen Rücknahmeschritte.

Progressive Muskelentspannung (PME)

PME wurde von dem schwedischen Arzt Edmund Jacobson entwickelt. Er erkannte, dass durch das Anspannen und abrupte Lösen einzelner Muskelgruppen eine verbesserte psychische und physische Entspannung erzielt werden kann.

PME ist auch für Kinder i. d. R. ab 4 Jahren eine erlernbare Entspannungsmethode, da sie ihrem natürlichen Bewegungsdrang entgegenkommt. In Einzelfällen – bei guter Vorbereitung – können aber auch kleinere Kinder an die Übungen herangeführt werden. Für Kinder ist es dabei leichter, wenn die PME in eine Geschichte verpackt ist. Das macht sie anschaulicher und gleichzeitig auch spannender. So wird es nicht eintönig und die Bewegungsabläufe prägen sich leichter ein. Den Kindern wird vor der Übung der genaue Ablauf gezeigt, damit sie später der Geschichte besser folgen können und sichergestellt ist, dass sie die einzelnen Schritte verstanden haben.

Bei der PME liegen die Kinder auf dem Rücken, die Hände neben dem Körper. Beim ersten Mal wird es etwas schwierig werden, da die Kinder zuerst den Bewegungsablauf umsetzen müssen. Aber bereits nach drei- oder viermaliger Übung fällt es ihnen leicht, selbst auf die Übungen zurückzugreifen, da sich der Ablauf immer wiederholt. Die Kinder brauchen genügend Zeit, um den Übungen nachzuspüren. Sie sollen ihre Arme, das Gesicht, den Rücken, den Bauch, den Po und die Beine spüren, d. h., es muss immer genügend Zeit zwischen den einzelnen Komponenten gelassen werden. Die Pausen werden im Buch angezeigt. Auch hier gilt: ob Augen offen oder geschlossen, völlig egal.

Als Kurzübung der PME dient oftmals die Ganzkörperanspannung. Bei regelmäßiger Übung der PME merken die Kinder bald selbst, welche Muskelgruppe verspannt ist, und können sie gezielt lockern.

Rohfassung PME

1. Schritt Arme: Es werden entweder beide Arme gleichzeitig oder einer nach dem anderen angespannt. Die Hände werden zu Fäusten geballt, der Unterarm angewinkelt und der Oberarm auf die Unterlage gedrückt.

2. Schritt Gesicht: Darauf achten, dass niemand die Zähne zusammenbeißt!
Alle Muskeln im Gesicht werden angespannt. Die Nase wird gerümpft, die Augenbrauen zusammengezogen, die Lippen aufeinandergepresst und die Stirn gerunzelt. Hier hilft es meist, sich vorzustellen, man beißt in eine saftige, saure Zitrone. Auch eine gute Möglichkeit, um zu verhindern, dass die Kinder die Zähne zusammenbeißen, ist, sie die Zunge herausstrecken zu lassen.

3. Schritt Schultern, Bauch und Po: Die Schultern werden nach unten auf die Unterlage gedrückt, der Bauchnabel eingezogen (Bauch anspannen) und die Pobacken fest zusammengepresst.

4. Schritt Beine: Es werden entweder beide Beine gleichzeitig angespannt oder eines nach dem anderen. Die Zehen werden zur Nasenspitze gezogen und das gestreckte Bein auf den Boden gedrückt.

5. Schritt ganzer Körper: Das große Finale.
Alles gleichzeitig anspannen, die Arme, das Gesicht, Schultern, Bauch, Po und Beine.

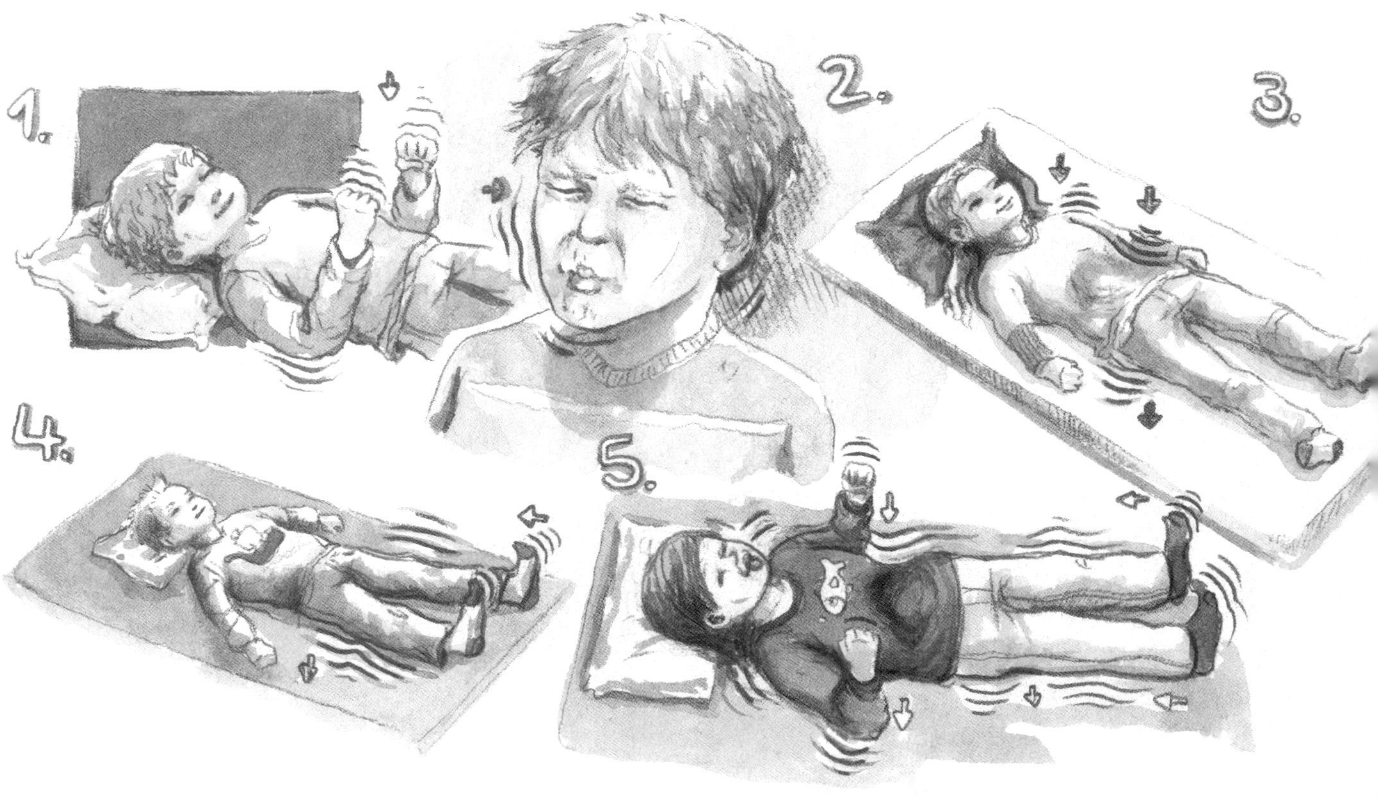

Tipps

- Bevor mit den Kindern die erste PME durchgeführt wird, sollte die Spielleitung es selbst ausprobieren. Nur so kann sie die Übungen auch gut erklären.
- Bevor mit den Kindern das erste Mal eine PME durchgeführt wird, ist es zudem sinnvoll, die Rohfassung mit ihnen durchzusprechen und diese auch vorzuführen. So erhalten sie einen Einblick in die Bewegungsabläufe und die Umsetzung fällt ihnen leichter.
- Es sollte darauf geachtet werden, dass die Kinder wirklich erst bei dem Wort „*Jetzt*" anspannen. Es kann danach leise oder laut bis 5 gezählt werden, bevor die Kinder loslassen und sich entspannen.
- Die Kinder sollten zudem nicht zu fest anspannen. Viele Kinder neigen dazu, ihre Kräfte hier zu überschätzen.
- Das stetige Wiederholen der Übungen hilft, um die Abläufe zu automatisieren. Nicht aus der Ruhe bringen lassen, wenn es beim ersten Mal nicht so perfekt klappt, Hauptsache es macht den Kindern Spaß!

Meditation

Meditation bedeutet, sich ganz auf das „Hier und Jetzt" zu konzentrieren. Sie trägt dazu bei, ein Gleichgewicht zwischen rechter und linker Gehirnhälfte zu schaffen. Meditieren hilft dabei, „loszulassen" und „geschehen zu lassen". Menschen aus allen großen Religionen wie Buddhismus, Islam, Hinduismus und Christentum meditieren seit Jahrhunderten, um innere Harmonie und spirituelle Erleuchtung zu finden. Schon früher wusste man, durch Meditation wird das Selbstwertgefühl gehoben und die Konzentrationsfähigkeit gesteigert. Klinische Studien beweisen, dass durch Meditation verschiedene Krankheiten positiv beeinflusst werden können (z.B. Migräne, Angstzustände, Schlafstörungen).

Es gibt viele verschiedene Arten der Meditation: Atemmeditation, Astralreise, Mantrameditation, Affirmationsmeditation, Meditation im Gehen und Stehen, Lautmeditation, Tanzmeditation, Spiegelmeditation, Naturmeditation u. v. m.

Für dieses Buch wurden kindgerechte Meditationen zum Fühlen, Schmecken, Riechen oder Sehen ausgewählt, die dem Entwicklungsstand und den Interessen der Kinder entsprechen.

Meditationen werden bereits mit Kindern ab 3 Jahren durchgeführt. Hier ist es wichtig, keine zu hohen Ansprüche zu stellen. Beim Schließen der Augen wird meist geschummelt und beim Fühlen sind Kinder in diesem Alter noch etwas unbeholfen. Aber genau deswegen sind diese Übungen so wichtig.

Partnermassagen

Streicheleinheiten und Zärtlichkeiten gehören zum Grundbedürfnis eines jeden Menschen – also auch eines jeden Kindes. Sie sind Vitamine für die Seele und den Körper. Durch Massage entsteht eine tiefe Entspannung beim Kind, sie beruhigt die Nerven und verbessert so die Lebensqualität. Das steigert das Selbstwertgefühl und führt dazu, dass negative Gedanken ihre Bedeutung verlieren.

Allerdings sollten diese massagebedingten Berührungen nur mit Zustimmung des Kindes stattfinden. Es gilt: Massagen nur mit Erlaubnis! Jeder darf über seinen Körper bestimmen und hat das Recht, „*nein*" zu sagen.

Bei Massagen handelt es sich um sanfte, gleichmäßige und fließende Bewegungen. In der Regel lieben Kinder diese Berührungen. Allerdings gibt es auch immer wieder Kinder, die am Anfang nicht dafür zu begeistern sind. Hier kann ein kleiner Trick angewendet werden. Das Kind führt die Massage z. B. an einem Kuscheltier durch. So bekommt es ein Gefühl für die Berührungen und verliert die Scheu vor dem „Unbekannten".

Massagen vermitteln Kindern zudem Nähe, Geborgenheit und ein körperliches Wohlgefühl. Das ist gerade in der heutigen Zeit sehr wichtig. Bei Partnermassagen lernen die Kinder, aufeinander Rücksicht zu nehmen, aber auch gleichzeitig Vertrauen zueinander zu fassen und Berührungsängste zu verlieren. Denn schließlich muss schon ein bestimmtes Vertrauensverhältnis bestehen, um sich von einem anderen Kind massieren zu lassen. Oftmals gibt es Kinder, die in ihren Bewegungen noch sehr unbeholfen sind und ungewollt zu fest zudrücken. Gerade für diese Kinder bieten sich Massagen an, um ein Defizit in der Motorik auszugleichen. Hierdurch lernen sie, die eigene Kraft besser einzuschätzen. Zusätzlich wird das Zusammenspiel zwischen Hören, Verarbeiten und Anwenden gefördert. Wichtig ist, dass die Kinder sowohl massieren als auch selbst massiert werden, um ein Gespür für die Bewegungen zu entwickeln.

In der Regel liegt ein Kind beim Massieren mit dem Bauch auf dem Boden, die Arme liegen locker neben dem Körper. Alternativ sitzt es vor dem Kind, das massieren soll, und streckt ihm den Rücken zu. Schuhe werden ausgezogen, Socken dürfen anbehalten werden!

Körperfühlübungen

Im Buch sind auch einige Körperfühlübungen (Eutonie) enthalten. Sie dienen dazu, dem Kind den eigenen Körper näherzubringen, ihn nicht als etwas Alltägliches zu sehen. Hier wird dem Kind bewusst gemacht, wie sich die einzelnen Körperteile anfühlen, was für Bewegungsabläufe im Körper vor sich gehen.

Körperfühlübungen sind für alle Kinder wichtig. Die jeweiligen Altersangaben zu den Übungen werden direkt vor der Übung angegeben, wobei im Einzelfall auch davon abgewichen werden kann.

Vorbereitung und Durchführung der Gruppenstunde

Eine **Gruppenstunde** dauert **ca. 45 Minuten.** Wenn zusätzlich gekocht wird, dauert es meist etwas länger. Insgesamt sollte eine **Gruppe dabei aus nicht mehr als 8 Kindern** bestehen, eine **altersgemischte Zusammensetzung** ist möglich. Die Überleitungen zwischen den Übungen sind im Buch beschrieben. Immer ein Kapitel im Buch bildet eine Gruppenstunde.

Vor der Stunde ist sicherzustellen, dass alle benötigten **Materialien** vorhanden sind. Jedes Kind sollte eine weiche Matte haben, auf der es liegen kann. Noch besser ist eine zusätzliche Decke zum Zudecken. Während des Autogenen Trainings, der Progressiven Muskelentspannung und den Meditationen ist es schön, wenn im Hintergrund leise Entspannungsmusik läuft. Grundsätzlich ist dies aber kein Muss!

Da gerade bei Kleingruppen die Kinder meist im Kreis liegen, kann hier die **Mitte des Kreises entsprechend der Geschichte dekoriert werden.** Es bieten sich eine Kerze, verschiedenfarbige Tücher und andere thematisch passende Dekorationsmaterialien (z. B. ein Stein zu Stundenbild 1, ein paar Muscheln zu den Stundenbildern 2 oder 8) an.

Zu Beginn der Gruppenstunde setzen sich alle Kinder gemeinsam mit der Spielleitung in einem Kreis um die dekorierte Mitte. Zuerst haben die Kinder die Möglichkeit, etwas zu erzählen, was sie beschäftigt. Danach fällt es ihnen leichter, ruhig zu liegen. Im Anschluss an die **Gesprächsrunde** wird kurz erklärt, welches **Gruppenstundenthema** heute an der Reihe ist (z. B. *„Die heutige Gruppenstunde handelt von einem Stein. Wie ihr wisst, gibt es ganz viele verschiedene Steine …“*, siehe Stundenbild 1, S. 13).

Der Anfang einer Gruppenstunde kann folgendermaßen ablaufen:

Spielleitung: *„Hat jemand etwas, das er noch erzählen möchte, bevor wir mit der Gruppenstunde beginnen?“* Mehrere Kinder werden sich melden.

Spielleitung: *„Ich habe hier einen Stein (oder etwas anderes). Nur das Kind mit dem Stein in der Hand erzählt. Alle anderen sind so lange still.“* Ein Kind erhält den Stein.

Spielleitung: *„Du darfst nun zwei Minuten erzählen, danach erhält ein anderes Kind den Stein. Jeder ist nur einmal an der Reihe.“* So wandert der Stein von Hand zu Hand und jedes Kind erzählt. Das hat den Vorteil, dass die Kinder danach ruhiger sind und sich besser konzentrieren. Gleichzeitig lernen sie, Rücksicht zu nehmen und zuzuhören.

Auch ein **Anfangsritual** wie z. B. *„Wir sind jetzt still, der Mund ist zu“* (Hand über den Mund legen), *„Die Ohren sperren wir weit auf“* (Hände hinter die Ohren legen), *„Zappelnde Arme und Beine liegen jetzt still auf dem Boden“* (Mit Armen und Beinen kurz zappeln) kann sinnvoll sein. Jetzt legen sich die Kinder hin.

Tipps für die Durchführung

- Die Texte werden mit ruhiger Stimme langsam vorgelesen. Bitte nicht schnell oder hektisch werden. Die Kinder merken dies sofort.
- Es sollte eine stimmungsvolle Umgebung geschaffen werden (kein Fernseher, Handy, Radio etc.). Da die Geschichten auch als Einschlafhilfe dienen, bietet es sich an, die Kinder gleich auf die jeweilige Schlafunterlage zu legen (z. B. Betten oder Matrazen, Iso-Matten).
- Die Kinder brauchen Zeit, um sich eine bequeme Position zu suchen, und sie werden nicht die ganze Zeit still liegen. Hier braucht es viel Geduld.
- Nicht jedes Kind ist gleich weit in seiner Entwicklung. Die Altersangaben in den Übungen können nur eine grobe Richtlinie sein.
- Nicht alle Übungen klappen sofort. Jüngere Kinder brauchen manchmal länger, um die Übungsabläufe zu verinnerlichen.
- Bei den Massagen gilt grundsätzlich: keine ruckartigen Bewegungen. Alles ist fließend! Und auch hier den Kindern viel Zeit zum Spüren lassen.

Am **Ende der Entspannungsstunde** ist es gut, mit den Kindern über die Inhalte der nächsten Stunde zu sprechen, damit sie sich bereits darüber informieren können. (Zum Beispiel: *„Die nächste Entspannungsstunde handelt von Hugo, dem Marienkäfer“*, siehe Stundenbild 11, S. 67, *„fragt zu Hause eure Eltern und Geschwister, was sie über Marienkäfer wissen. Vielleicht habt ihr auch ein Buch über Käfer und Insekten, in dem ihr nachschauen könnt. Und wenn wir nächste Woche die Entspannungsstunde haben, darf jeder, der möchte, zwei Minuten über Marienkäfer oder Insekten erzählen.“*)

Oftmals entwickeln Kinder während der Gruppenstunde neue Ideen zu dem jeweiligen Thema. Hier gilt es, offen für Neues und flexibel zu sein. Vielleicht ist es möglich, die Ideen mit in die Gruppenstunde einzubinden. Kindern gibt es viel Selbstbewusstsein, wenn ihre Ideen ernst genommen und auch realisiert werden.

Der Sonnenstein

Steine sind kleine Wärmespeicher. Sie speichern die Wärme der Sonnenstrahlen und halten sie fest. Es gibt Steine in allen Farben, Formen und Variationen. Jeder von ihnen ist ein Unikat.

Im Autogenen Training erleben die Kinder gemeinsam mit dem kleinen Stein eine sommerliche Rutschpartie, erkunden in der Steinmeditation die Beschaffenheit von Steinen und spüren in einer Massage noch einmal der AT-Geschichte nach.

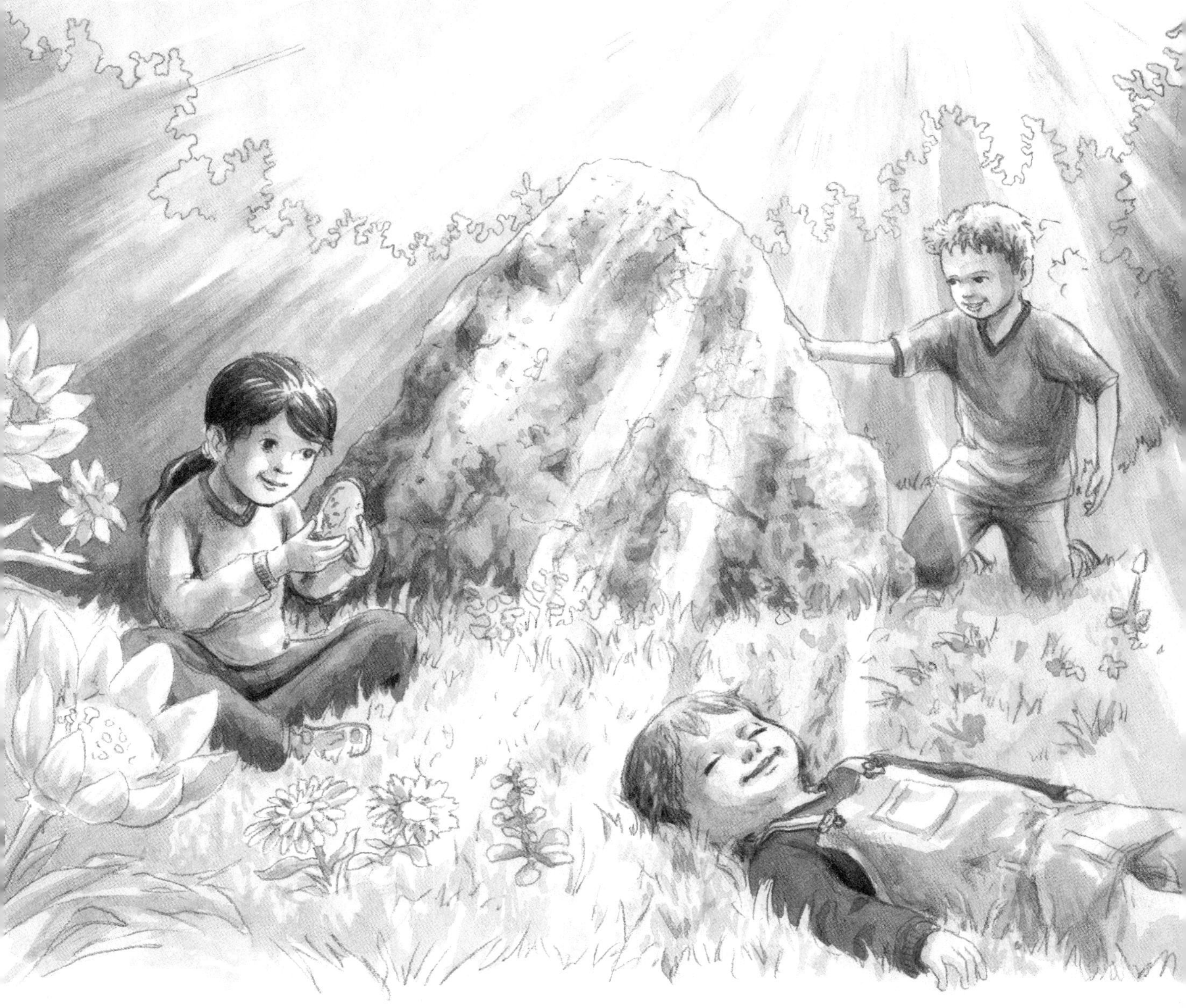

Der Sonnenstein (AT)

Alter: ab 3 Jahren
Material: 1 Matte pro Kind

Die Kinder machen es sich auf den Matten bequem, so, wie sie am besten entspannen können – liegend, mit geöffneten oder geschlossenen Augen. Die Spielleitung fordert die Kinder auf, zuerst dreimal tief ein- und auszuatmen, dann wieder normal weiterzuatmen, und liest folgende Geschichte vor:

Hoch oben auf einem Berg, versteckt unter vielen, schweren Steinen, liegt ein kleiner Stein.

(Ruheformel)
Er liegt ganz ruhig da.
Ruhig liegt er unter den schweren Steinen.

Er ist sehr traurig, weil so viele schwere Steine auf ihm liegen und er keinen Platz für sich hat.

(Schwereformel)
Ganz schwer fühlt sich der Stein.
Alles an ihm ist schwer von dem Gewicht der anderen Steine.
Seine Glieder fühlen sich alle ganz schwer an.
Schwer liegt er auf dem Boden.

Viele Jahre liegt der kleine Stein da und wird immer trübsinniger. Nie sieht er den Himmel, nie spürt er die Sonnenstrahlen und nie weht ihm der frische Wind um die Nase. Die Steine, die weiter oben liegen, erzählen ihm von Bäumen, Tieren, vom Mond und seinen Freunden, den Sternen, und von der gelben, wärmenden Sonne. Wie gerne würde der kleine Stein einmal die Sonne sehen, ihre hellen, goldenen Strahlen auf seiner Oberfläche spüren. Manchmal stellt er sich vor, wie es wäre, wenn die Sonne ihn mit ihren wohlig warmen Strahlen berührt. Da fängt sein ganzer Körper vor Freude an zu kribbeln.

(Wärmeformel)
Dem kleinen Stein wird ganz warm.
Alles an ihm wird wohlig warm.
Er stellt sich vor, wie die goldenen Strahlen ihn wärmen.
Wohlige Wärme durchströmt seinen Körper.
„Kannst du auch die Wärme spüren?“

Eines Tages, als der kleine Stein wieder einmal sehr traurig ist, fängt es an zu regnen. Immer mehr Regentropfen fallen vom Himmel. Es regnet und regnet. Das Wasser fließt in Strömen den Berg hinunter. Aus dem Rinnsal, das neben den Steinen vorbeifließt, wird erst ein Bach, dann ein reißender Strom. Das Wasser schwemmt alles mit sich, was ihm im Wege steht. Die Steine klammern sich ängstlich aneinander, aber lange können sie der Gewalt des Wassers nicht standhalten. Sie werden von den Fluten mitgerissen. In einer holprigen Rutschpartie geht es nach unten ins Tal. Der kleine Stein wird durchgeschüttelt und durchgerüttelt. Als er schon nicht mehr weiß, wie ihm geschieht, schleudert er heraus auf eine Wiese. Dort bleibt er zwischen vielen Gänseblümchen liegen. Benommen schaut er sich um.

(Atemformel)
Nach der Rutschpartie muss der Stein erst wieder zu Atem kommen.
Er atmet ruhig und gleichmäßig.
Sein Atem geht ruhig und gleichmäßig.
Ruhig und gleichmäßig lässt er seinen Atem durch den Körper strömen.
„Achte einmal auf deinen Atem.
Fließt er auch ruhig und gleichmäßig?“

So schnell, wie der Regen begonnen hat, hört er wieder auf und die Sonne spitzt heraus. Zum ersten Mal sieht der kleine Stein die Sonne. Er ist überwältigt von ihrer Schönheit. Sanft streicheln ihn die Strahlen der Sonne. Ein dicker, goldener Strahl trifft ihn genau in der Mitte.

(Wärmeformel)
Sein Bauch wird ganz warm.
Der kleine Stein speichert das warme Sonnenlicht.
Wohlig warm wird sein Bauch.
Er spürt, wie die Sonne ihn von innen heraus wärmt.
In seinem Innern breitet sich eine wohlige Wärme aus.
Dem Stein wird ganz warm.

Nun ist der kleine Stein nicht mehr traurig. Er liegt inmitten von vielen Blumen auf einer wunderschönen Wiese. Am Tage genießt er die warmen Sonnenstrahlen und lässt sich den Wind um die Nase wehen, in der Nacht bestaunt er den silbernen Mond und seine Freunde, die Sterne.

„Vielleicht findest du ja auch einmal so einen kleinen Stein. Du wirst sehen, wenn du ihn in die Sonne legst, wird er angenehm warm. Wenn du möchtest, kannst du noch ein bisschen weiterträumen. Vielleicht siehst du ein paar Sterne oder den Mond, vielleicht aber auch die Sonne mit ihren goldenen Strahlen?“

Zum Einschlafen hier aufhören!

(Rücknahme)
Nun wird es Zeit für dich, zurückzukehren. Ich zähle jetzt langsam von 3 rückwärts. Bei 0 bist du wieder hellwach und voller Energie:

3 Atme einmal tief durch!
2 Balle die Hände zu Fäusten!
1 Recke und strecke dich!
0 Augen auf und du bist hellwach und voller Energie!

Alle Kinder recken und strecken sich. Sie strampeln mit den Füßen und bewegen die Arme, damit sie wieder richtig wach werden.

Überleitung

„Nun habt Ihr die Geschichte von dem kleinen Sonnenstein gehört. Es gibt viele verschiedene Steine. Welche kennt ihr denn? Was für eine Farbe haben Steine eigentlich? Wo überall findet man Steine?“

– Die Kinder bekommen Zeit zum Erzählen. –

„Ich habe euch ein paar Steine mitgebracht. Die wollen wir uns jetzt sehr genau anschauen.“

Steinmeditation

Steine liegen überall in der Natur herum. Die Kinder nehmen sie als etwas Selbstverständliches wahr. Bei dieser Meditation erkunden sie genau Beschaffenheit und Besonderheiten von Steinen. Sie nehmen Steine als einen Teil der Natur wahr.

Alter: ab 4 Jahren
Material: verschiedene Steine (von den Kindern gemeinsam gesammelt oder mitgebracht)

Die Kinder sitzen am Tisch oder auf dem Boden. Sie suchen sich jeder einen Stein aus, den sie sich auf die Handfläche legen. Die Spielleitung liest die Meditation vor. Im Text gibt es immer wieder Pausen, die zum Meditieren einladen:

„Wenn dir die Geschichte von dem Sonnenstein gefallen hat, kannst du gerne auch einmal eine Steinmeditation durchführen.

Lege deinen Stein in deine Hand und betrachte ihn genau.
Wie sieht er aus?
Ist er glatt, eckig oder rund?
Schau genau hin, was es alles zu entdecken gibt."

– Zeit zum Schauen –

„Schließe jetzt die Augen.
Streiche mit der anderen Hand über deinen Stein.
Wie fühlt er sich an?
Ist er kalt oder warm?
Drehe und wende ihn ein paar Mal in deiner Hand."

– Zeit zum Spüren –

„Streiche mit dem Stein vorsichtig über deine Wange.
So spürst du deinen Stein noch intensiver."

– Zeit zum Spüren –

„Öffne die Augen wieder.
Betrachte deinen Stein noch einmal ganz genau.
Vielleicht erkennst du jetzt noch ein paar Einzelheiten, die du vorhin übersehen hast."

– Zeit zum Schauen –

„Lasse deinen Stein ganz ruhig in deiner Handfläche liegen. Was passiert?
Wird er vielleicht schwerer?
Umschließe mit deinen Fingern den Stein und halte ihn fest.
Spürst du, wie er nach einer Weile wärmer wird?"

– Zeit zum Spüren –

„Spiele nun ein wenig mit deinem Stein.
Lasse ihn von einer Hand in die andere wandern.
Wenn du möchtest, kannst du ihn auch ein Stück in die Höhe werfen und mit der hohlen Hand auffangen.
So spürst du genau das Gewicht deines Steines."

– Zeit zum Werfen –

„Lege dich auf den Rücken und lege deinen Stein auf den Bauch.
Schließe die Augen und spüre hin.
Fühlst du das Gewicht des Steines? Ist es angenehm?
Spürst du, wie sich der Stein beim Atmen hebt und senkt?"

– Zeit zum Spüren –

„Wenn du genug gespürt hast, nimm deinen Stein wieder in beide Hände und umschließe ihn fest.
Du hast nun eine ganz besondere Beziehung zu diesem Stein.
Suche für deinen Stein einen schönen Platz, irgendwo in der Natur aus. Vielleicht auf einer Wiese, an einem Bach oder auch bei euch im Garten.
Er wird sich sicher sehr darüber freuen."

Überleitung

„Ihr konntet euch die Steine ganz genau anschauen. Habt ihr viel entdecken können? Wie hat es euch gefallen?"

– Die Kinder bekommen Zeit zum Erzählen. –

„Jetzt gönnen wir uns zum Entspannen noch eine Steinmassage."

Steinmassage

Alter: ab 3 Jahren
Material: 1 Matte für jeweils 2 Kinder

Jeweils zwei Kinder tun sich zusammen. Ein Kind liegt auf dem Bauch oder sitzt mit zugewandtem Rücken vor dem anderen Kind. Dieses massiert den Rücken des Kindes nach Vorgabe der Geschichte. Die Spielleitung liest:

Viele schwere Steine liegen auf dem kleinen Stein. (Hinweis für die Kinder: *„Mit den Handflächen auf den Rücken drücken.“)*

Die Sonne schickt ihre Strahlen herunter und wärmt die Steine. (Hinweis für die Kinder: *„Mit gespreizten Fingern von oben nach unten über den Rücken fahren.“)*

Der kleine Stein zappelt hin und her, um auch nach oben zu kommen. (Hinweis für die Kinder: *„Mit den Handflächen kreisend über den Rücken streichen.“)*

Doch die anderen Steine sind zu schwer. Da wird der kleine Stein immer trauriger. (Hinweis für die Kinder: *„Die Handflächen flach auf den Rücken drücken.“)*

Eines Tages fängt es an zu regnen. (Hinweis für die Kinder: *„Mit den Fingerspitzen über den Rücken trippeln.“)*

Immer mehr Regentropfen fallen vom Himmel. (Hinweis für die Kinder: *„Stärker mit den Fingerspitzen auf den Rücken drücken.“)*

Es regnet heftiger. (Hinweis für die Kinder: *„Mit gespreizten Fingern von oben nach unten über den Rücken fahren.“)*

Ein richtiger Platzregen. (Hinweis für die Kinder: *„Mit den Handflächen auf den Rücken drücken.“)*

Der Bach verwandelt sich in einen reißenden Strom. (Hinweis für die Kinder: *„Mit den flachen Händen von oben nach unten über den Rücken streichen.“)*

Der kleine, schwarze Stein wird mitgerissen und kugelt den Berg hinunter. (Hinweis für die Kinder: *„Den Rücken mit beiden Händen kneten.“)*

Auf einer Wiese bleibt er benommen liegen. (Hinweis für die Kinder: *„Hände flach auf den Rücken drücken.“)*

Die Sonne kommt heraus und wärmt den Stein mit ihren goldenen Strahlen. (Hinweis für die Kinder: *„Mit gespreizten Fingern von oben nach unten über den Rücken streichen.“)*

Das macht den kleinen Stein sehr glücklich. (Hinweis für die Kinder: *„Sanft mit den Handflächen über den Rücken streichen.“)*

Nach Ende der Geschichte Rollen tauschen.

Wasserschildkröten im Sand

Jedes Jahr legen Wasserschildkröten unzählige Eier in Sandlöchern ab. Das bedeutet für sie eine große Anstrengung. Wenn dann die kleinen Schildkröten schlüpfen, sind sie vielen Gefahren ausgesetzt, bis sie das rettende Wasser erreichen. Selbst dort sind sie nicht in Sicherheit. Dennoch schaffen es Jahr für Jahr sehr viele von Ihnen, unter widrigsten Umständen zu überleben.

Im Autogenen Training begleiten die Kinder die Schildkröten auf ihrem schwierigen Weg zum Meer, spüren in einer Massage noch einmal der Anstrengung, aber auch der Erleichterung bei Erreichen des kühlen Nasses nach und lockern bei der PME gemeinsam mit zwei Schildkröten ihre verspannten Muskeln.

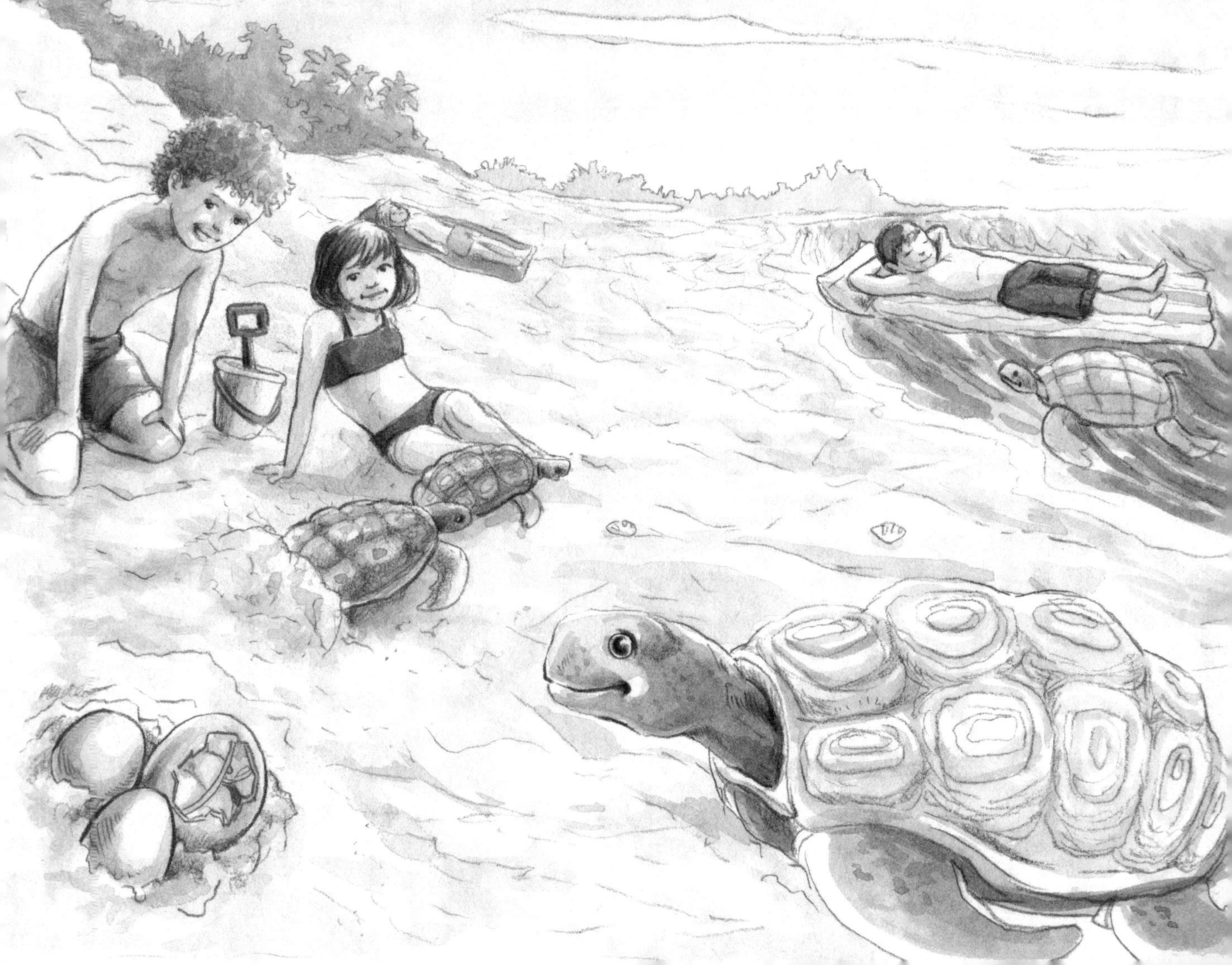

Die Schildkrötenwanderung (AT)

Alter: ab 3 Jahren
Material: 1 Matte pro Kind, evtl. Plüschschildkröten als Dekoration

Die Kinder machen es sich auf den Matten bequem, so, wie sie am besten entspannen können – liegend, mit geöffneten oder geschlossenen Augen. Die Spielleitung fordert die Kinder auf, zuerst dreimal tief ein- und auszuatmen, dann wieder normal weiterzuatmen, und liest folgende Geschichte vor:

Einmal im Jahr strömen viele Wasserschildkröten an Land, um ihre Eier im warmen, weichen Sand zu vergraben. Tausende von Schildkröten bevölkern dann die Strände. Um ihre Eier vor Schaden zu bewahren, müssen sie tiefe Löcher graben. Das ist sehr anstrengend und erfordert viel Geschick.

(Schwereformel)
Die Beine der Schildkröten werden ganz schwer vom vielen Graben.
Es ist sehr anstrengend, die Löcher zu graben.
Arme und Beine der Schildkröten werden ganz schwer.
Immer langsamer werden die Schildkröten beim Graben, weil es ihnen schwerer und schwerer fällt.

Trotz der Anstrengung schafft es jede Schildkröte, ihr Loch zu graben. Vorsichtig legen sie ihre Eier ab und schaufeln das Loch wieder zu. Erleichtert krabbeln sie zurück und lassen sich erschöpft ins Meer gleiten. Sanft tragen die Wellen sie davon, zurück in den blauen Ozean.

(Ruheformel)
Nun können sie sich ausruhen.
Ganz ruhig lassen sie sich von den Wellen schaukeln.
Die ruhigen und gleichmäßigen Bewegungen der Wellen sind beruhigend.

In ein paar Wochen ist es soweit. Viele kleine Schildkröten graben sich durch den warmen Sand an die Oberfläche. Sie sehen zum ersten Mal die Sonne. Sie empfängt sie mit ihren warmen, goldenen Strahlen.

(Wärmeformel)
Den Schildkrötenkindern wird angenehm warm.
Wohlig warm umhüllen sie die goldenen Sonnenstrahlen.
Ihr ganzer Körper wird wohlig warm.

Nun müssen sie schnell zum Meer robben, damit sie in Sicherheit sind.

(Sonnengeflecht)
Während sie krabbeln, spüren sie den warmen Sand unter ihrem Bauch.
Ihnen wird ganz warm.
In dieser Wärme fühlen sie sich geborgen.
Die wohlige Wärme dringt tief in ihren Bauch.

Sobald sie das Meer erreicht haben, lassen sie sich wie ihre Eltern sanft ins Wasser gleiten und von den Wellen davontragen. Obwohl sie noch so klein sind, können sie perfekt schwimmen. Das alles war sehr anstrengend für die kleinen Schildkröten. Erschöpft treiben sie mit der Strömung ins Meer hinaus.

(Ruheformel)
Sanft schaukeln die Wellen sie hin und her.
Ruhig und gleichmäßig ist das Schaukeln der Wellen.
Das sanfte Hin und Her der Wellen wirkt beruhigend auf die kleinen Schildkröten.
Sie werden ganz ruhig und entspannen sich.

Schon bald werden aus den kleinen Schildkröten große Schildkröten, die wieder an den Strand zurückkehren und ihre Eier ablegen. So ist es ein ewiger Kreislauf, der hoffentlich niemals aufhört.

„Wenn du eine Wasserschildkröte wärst, was würdest du dir als Erstes im Meer anschauen? Vielleicht einen bunten Korallenbaum? Oder eine grüne Seegraswiese? Stell es dir ganz genau vor und träume noch ein wenig."

Zum Einschlafen hier aufhören!

(Rücknahme)
Langsam wird es auch für dich Zeit, zurückzukehren. Ich zähle jetzt langsam von 3 rückwärts. Bei 0 bist du wieder hellwach und voller Energie:

3 Atme einmal tief durch!
2 Balle die Hände zu Fäusten!
1 Recke und strecke dich!
0 Augen auf und du bist hellwach und voller Energie!

Alle Kinder recken und strecken sich. Sie strampeln mit den Füßen und bewegen die Arme, damit sie wieder richtig wach werden.

Überleitung

„Das war die Geschichte von der Schildkrötenwanderung. Als Nächstes machen wir die Schildkrötenentspannung. Weil ihr aber so lange still wart, dürft ihr nun so richtig herumtoben. Lauft durch den Raum, schüttelt eure Arme und Beine, damit sie locker werden, und stoßt ab und zu einen kurzen, lauten Schrei aus."

– Die Kinder bekommen Zeit für Bewegung. –

„Ich mache euch jetzt einmal die Schildkrötenentspannung vor, danach legt ihr euch wieder alle hin, ich lese die Geschichte vor und ihr macht kräftig mit."

Schildkrötenentspannung (PME)

Alter: ab 4 Jahren
Material: 1 Matte pro Kind

Die Kinder liegen mit dem Rücken auf dem Boden, die Arme liegen dicht neben dem Körper und die Beine sind ausgestreckt. Die Spielleitung erzählt folgende Geschichte:

Jedes Jahr legen die Schildkröten ihre Eier am Strand ab. Es ist für sie sehr anstrengend, die tiefen Löcher zu graben, damit ihre Eier geschützt sind. Danach sind sie erschöpft und müde. Ihre Glieder schmerzen von der Anstrengung und die Muskeln fühlen sich hart an. Gerade jetzt wird es Zeit, die Muskeln wieder etwas zu lockern, damit sie sich entspannen können. Susi Schildkröte hat sich besonders angestrengt und ein ganz tiefes Loch gegraben. Nun will sie sich etwas Entspannung gönnen und macht gemeinsam mit ihrer Freundin Sandra ein paar Übungen, um ihre Muskeln etwas zu lockern.

Zuerst suchen sie sich einen bequemen Platz inmitten einer weichen Seegraswiese. Sie kuscheln sich hinein und legen sich ganz entspannt auf den Rücken. Sandra weiß nicht genau, was sie tun soll. Das ist kein Problem, denn Susi kann ihr alles zeigen. Es ist sehr einfach. *„Ich sage dir immer zuerst die Übung vor und wenn ich ‚jetzt' sage, dann machst du es nach"*, sagt Susi. *„Also, erst zuhören und dann nachmachen."*

„Als Erstes konzentrierst du dich nur auf deine Arme", erklärt Susi. *„Du musst genau hinspüren."* Sandra fühlt ihre Arme. Sie spürt genau, wo sie am Boden aufliegen.

– Zeit zum Spüren –

„Wenn ich ‚jetzt' sage, ballst du die Hände zu Fäusten, winkelst die Unterarme an und drückst die Oberarme auf den Boden", sagt Susi.
„Jetzt! 1 … 2 … 3 … 4 … 5 … loslassen!"
Beide Schildkröten lassen los. *„Wie fühlst du dich jetzt?"*, fragt Susi. *„Meine Arme fühlen sich anders an, irgendwie leichter"*, freut sich Sandra.

„Dann wiederholen wir das Ganze noch einmal."
„Jetzt! 1 … 2 … 3 … 4 … 5 … loslassen!"
Die Arme sind nun locker und entspannt. Genieße dieses Gefühl ein bisschen.

„Als Nächstes ist das Gesicht an der Reihe", sagt Susi. Doch wie spannt man die Muskeln im Gesicht an? Sandra kann sich das überhaupt nicht vorstellen. *„Das ist ganz einfach"*, lacht Susi. *„Du stellst dir vor, wie du dem gemeinen, stacheligen Kugelfisch eine Grimasse schneidest. Wenn du möchtest, kannst du auch ganz weit die Zunge herausstrecken. Das ist lustig."*

„Jetzt! 1 … 2 … 3 … 4 … 5 … loslassen!"
„Fühlt sich dein Gesicht schon glatter an?", Sandra findet es ganz toll.

In Gedanken sieht sie genau den Kugelfisch vor sich. Das muss sie unbedingt noch einmal wiederholen.
„Jetzt! 1 … 2 … 3 … 4 … 5 … loslassen!"
Ihr Gesicht ist ganz entspannt. Sandra und Susi genießen das Gefühl.

„Nun sind Schultern, Bauch und Po an der Reihe. Die Übung ist ganz leicht. Du drückst die Schultern auf den Boden und ziehst den Bauch ein und spannst den Po an", erklärt Susi.
„Jetzt! 1 … 2 … 3 … 4 … 5 … loslassen!"
Beide Schildkröten entspannen sich. Oberkörper und Po liegen fest auf dem Boden. Richtig **locker** sind sie geworden.

„Damit es richtig wirkt, wiederholen wir die Übung noch einmal", sagt Susi.
„Jetzt! 1 … 2 … 3 … 4 … 5 … loslassen!"
Nun fühlen sie die Entspannung im Oberkörper, Bauch und Po. Eine Weile bleiben sie ruhig liegen und spüren die Entspannung.

Die letzte Etappe der Muskelentspannung rückt näher. Eine Übung fehlt noch. *„Weißt du, welcher Teil des Körpers noch nicht entspannt ist? Natürlich die Beine! Sie dürfen nicht zu kurz kommen. Die Beine anspannen ist einfach"*, sagt Susi. *„Du musst nur die Zehen nach oben zur Nasenspitze ziehen und die gestreckten Beine auf den Boden drücken."*
„Jetzt! 1 … 2 … 3 … 4 … 5 … loslassen!"
Die Beine sind jetzt schon viel entspannter und liegen ganz locker auf dem Boden. Sandra und Susi atmen einmal tief ein und aus.

„Wir wiederholen die Übung noch einmal“, sagt Susi. *„Das tut den Beinen gut.“*
„Jetzt! 1 … 2 … 3 … 4 … 5 … loslassen!“

Nun genießen sie das lockere Gefühl in den Beinen.
Noch einmal atmen die beiden Schildkröten tief ein und aus.

„Wir haben es fast geschafft!“, erklärt Susi. *„Was fehlt denn noch?“*, fragt Sandra. *„Wir haben doch bereits alles ausprobiert.“ „Im großen Finale spannen wir den ganzen Körper noch einmal an: die Arme, das Gesicht, Schultern, Bauch, Po und Beine.“*
In Gedanken geht Sandra alle Stationen noch einmal durch. Als sie soweit ist, spannt sie alle Muskeln an.
„Jetzt! 1 … 2 … 3 … 4 … 5 … loslassen!“

Das war so toll, dass sie es gleich noch einmal wiederholt.
„Jetzt! 1 … 2 … 3 … 4 … 5 … loslassen!“

Nun sind die Muskeln beider Schildkröten locker und entspannt. Sie liegen ruhig zwischen dem weichen Seegras, das sanft im Takt der Wellen hin- und herschaukelt. Und weil sie jetzt so richtig entspannt sind, fallen ihnen auch bald die Augen zu und sie träumen von einem Ausflug zum bunten Korallenriff oder einem kleinen Meeresspaziergang. *„Vielleicht träumst auch du ein wenig von einem Ausflug im Meer.“*

Zum Einschlafen hier aufhören!

(Rücknahme)
Langsam wird es auch für dich Zeit, zurückzukehren. Ich zähle jetzt langsam von 3 rückwärts. Bei 0 bist du wieder hellwach und voller Energie:

3 Atme einmal tief durch!
2 Balle die Hände zu Fäusten!
1 Recke und strecke dich!
0 Augen auf und du bist hellwach und voller Energie!

Alle Kinder recken und strecken sich. Sie strampeln mit den Füßen und bewegen die Arme, damit sie wieder richtig wach werden.

Überleitung

„Nun haben wir so viel über Schildkröten gehört, hat vielleicht einer von euch eine als Haustier? Was denkt ihr, wie alt werden Schildkröten? Welche Arten von Schildkröten gibt es und sind sie alle gleich groß? Wer kann uns etwas darüber erzählen, wo Schildkröten leben und was sie fressen?“

– Die Kinder bekommen Zeit zum Erzählen. –

„Nachdem wir nun so viel erzählt haben, gönnen wir uns eine kleine Schildkrötenmassage zum Entspannen.“

Schildkrötenmassage

Alter: ab 3 Jahren
Material: 1 Matte für jeweils 2 Kinder

Jeweils zwei Kinder tun sich zusammen. Ein Kind liegt auf dem Bauch oder sitzt mit zugewandtem Rücken vor dem anderen Kind. Dieses massiert den Rücken des Kindes nach Vorgabe der Geschichte. Die Spielleitung liest:

Einmal im Jahr kriechen alle Schildkröten an den Strand.
(Hinweis für die Kinder: *„Die Handflächen immer wieder auf den Rücken drücken.“*)

Sie graben tiefe Löcher, um ihre Eier abzulegen. (Hinweis für die Kinder: *„Den Rücken mit beiden Händen kneten.“*)

Wenn sie damit fertig sind, lassen sie ihre Eier sanft in das Loch fallen.
(Hinweis für die Kinder: *„Mit gespreizten Fingern von oben nach unten über den Rücken streichen.“*)

Dann schaufeln sie das Loch wieder zu.
(Hinweis für die Kinder: *„Den Rücken mit beiden Händen kneten.“*)

Nun krabbeln sie schnell zurück in das blaue Meer.
(Hinweis für die Kinder: *„Die Handflächen immer wieder auf den Rücken drücken.“*)

Dann lassen sie sich von den Wellen hinaus ins Meer tragen.
(Hinweis für die Kinder: *„Mit den Handflächen über den Rücken kreisen.“*)

Die Sonne scheint auf den Sand und wärmt die Eier.
(Hinweis für die Kinder: *„Hände aneinanderreiben und dann auf den Rücken auflegen.“*)

Bald schlüpfen viele kleine Schildkröten und laufen schnell zum Meer.
(Hinweis für die Kinder: *„Mit den Fingern über den Rücken krabbeln.“*)

Auch sie lassen sich von den Wellen hinaus ins Meer tragen.
(Hinweis für die Kinder: *„Mit den Handflächen über den Rücken kreisen.“*)

Im nächsten Jahr kehren die Schildkröten zurück und alles beginnt von Neuem.

Nach Ende der Geschichte werden die Rollen getauscht.

Überleitung

„Eine Schildkröte hat einen Panzer, der sie schützt. Wir haben keinen solchen Panzer. Jetzt machen wir eine kleine Übung, in der ihr spürt, wie empfindlich euer Rücken ist.“

Schildkrötenpanzer (Körperfühlübung)

Schildkröten tragen ihren Panzer auf dem Rücken. Dieser schützt sie vor Gefahren. Unser Rücken hingegen ist ungeschützt, daher ist es wichtig, zu wissen, wie empfindlich er sein kann. Ziel dieser Übung ist es, die Wirbelsäule zu spüren.

Alter: ab 5 Jahren
Material: Tennis- oder Igelbälle

Die Kinder gehen in Zweiergruppen zusammen. Ein Kind spielt die Schildkröte. Es kniet sich auf den Boden, beugt sich mit verschränkten Armen nach vorne und zieht den Kopf in Richtung Knie. Der Rücken ist nun so rund wie der Panzer einer Schildkröte. Der Ball wird nun ganz vorsichtig rechts und danach links entlang der Wirbelsäule gerollt, von oben nach unten und dann wieder von unten nach oben. Nach Ende der Körperfühlübung findet ein Rollentausch statt.

Variante (ab 3 Jahren)

Mit kleineren Kindern wird der Ball einfach quer über den Rücken gerollt.

Hinweis

Bitte unbedingt darauf achten, dass die Kinder nicht zu sehr aufdrücken!

Auf dem Meeresgrund

Auf dem Meeresgrund gibt es viel zu entdecken. Dort tummeln sich bunte Fische in Hülle und Fülle. Aber auch viele Muscheln und hübsche Pflanzen bevölkern den Meeresboden und lassen ihn wie eine exotische Welt erscheinen. Dies zu erkunden, ist ein einzigartiges Erlebnis.

Im Autogenen Training tauchen die Kinder ab auf den Meeresgrund. Sie entdecken dort eine Muschel mit einem kleinen, aber feinen Geheimnis, spüren diesem in einer Massage nach und schärfen ihre Konzentration durch lustige Perlenspiele.

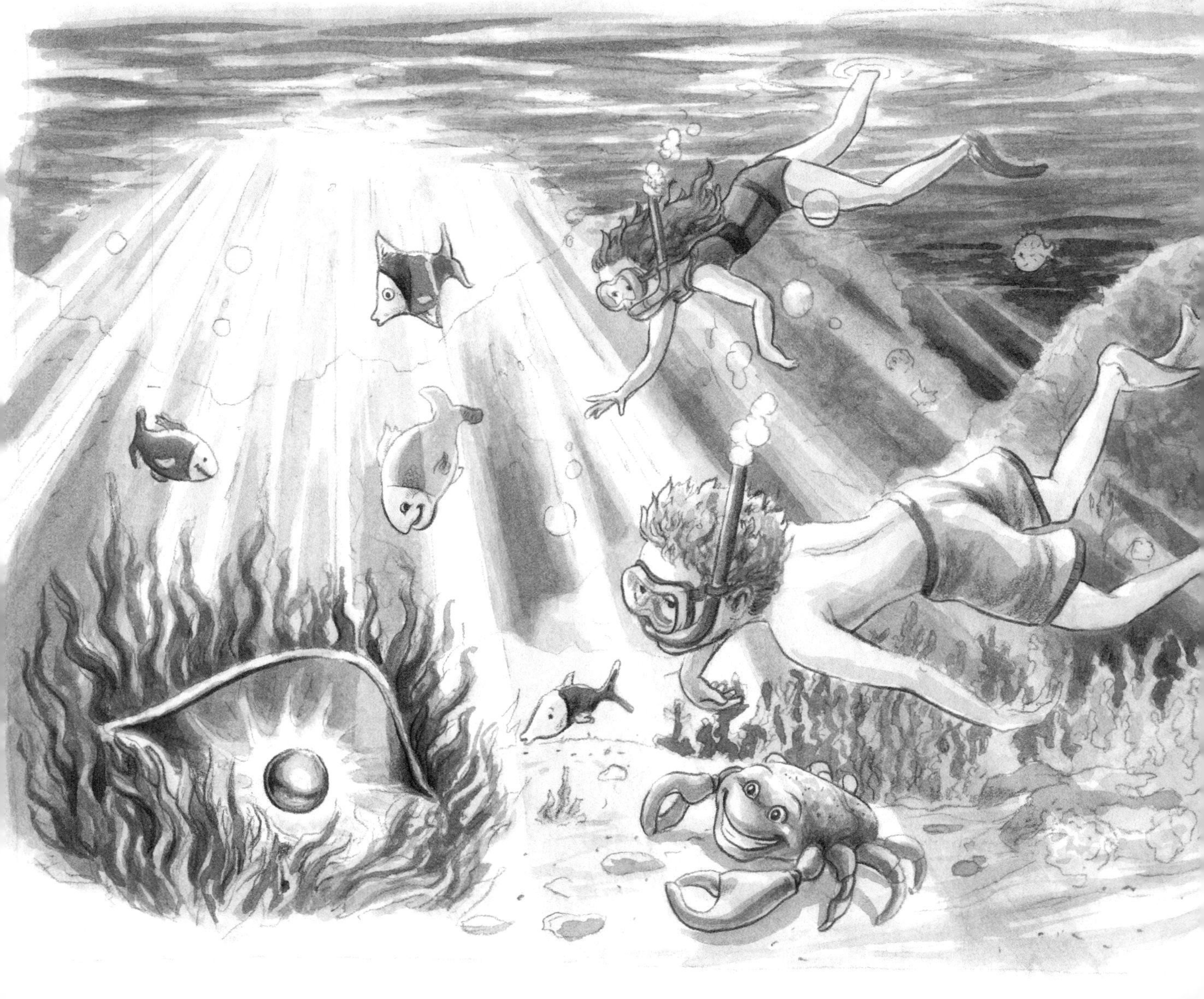

Das Muschelgeheimnis (AT)

Alter: ab 3 Jahren
Material: 1 Matte pro Kind

Die Kinder machen es sich auf den Matten bequem, so, wie sie am besten entspannen können – liegend, mit geöffneten oder geschlossenen Augen. Die Spielleitung fordert die Kinder auf, zuerst dreimal tief ein- und auszuatmen, dann wieder normal weiterzuatmen, und liest folgende Geschichte vor:

Auf dem Meeresgrund, im weichen Sand, liegt eine Muschel. Sie liegt schon sehr lange dort, eigentlich ihr ganzes Leben lang. Es ist wunderschön auf dem Meeresgrund. Um sie herum wogt grünes Seegras, bunte Fische kommen sie immer wieder besuchen und ihr Freund, der Krebs Karl, lässt sich oft auf einen kleinen Plausch neben ihr nieder.
Doch seit einiger Zeit ist alles anders. Normalerweise öffnet sich die Muschel am Morgen und lässt erfrischendes Meerwasser durch ihre Zacken fließen. Jetzt aber bleibt sie immer geschlossen. Ganz fest presst sie ihre Muschelteile aufeinander, sodass kaum frisches Wasser hindurchströmen kann. Das kostet die Muschel viel Kraft.

(Schwereformel)
Ihr Körper ist schwer von der großen Anstrengung.
Ganz schwer fühlt sich ihr Körper an.
Alles an der Muschel ist schwer.

Die bunten Fische schwimmen jeden Tag vorbei, doch die Muschel beachtet sie nicht. Sie hält fest ihre Muschelschalen aufeinandergepresst. Karl ist traurig. Die gemütlichen Plauderstunden mit der Muschel fehlen ihm sehr. Die Tage vergehen und nichts geschieht. Immer noch ist die Muschel verschlossen. Bald schwimmen die anderen Meeresbewohner achtlos an ihr vorbei. Der Muschel ist das egal. Sie liegt ruhig da und kümmert sich um niemanden.
Eines Tages, als schon keiner mehr damit gerechnet hat, geschieht ein kleines Wunder.
Die Sonne scheint warm vom Himmel und schickt ihre goldenen Strahlen durch die Wasseroberfläche nach unten bis zum feinen Sand des Meeresgrundes.

(Wärmeformel)
Alle Fische genießen die wärmenden Strahlen der Sonne.
Golden überzieht die Sonne den Meeresboden mit ihren Strahlen.
Den Meeresbewohnern wird es wohlig warm bei dem Anblick der goldenen Strahlen.
Die angenehme Wärme der Sonne umhüllt alle.
Sie fühlen sich wohlig warm und geborgen.

Da öffnet die Muschel ihre Hälften. Wie in Zeitlupe gleiten sie auseinander. Und siehe da! In der Mitte thront eine herrliche, lupenreine Perle. Die Strahlen der Sonne brechen sich in ihr und lassen sie erstrahlen wie einen kleinen Diamanten. Sie leuchtet so schön, dass keiner der Meeresbewohner die Augen von ihr lassen kann. Alle Fische kommen angeschwommen und bewundern diese wunderschöne Perle.

(Sonnengeflecht)
Die Perle wärmt den Bauch der Muschel.
Der Bauch der Muschel wird durch die Sonnenstrahlen, die sich in der Perle spiegeln, ganz warm.
Wohlige Wärme strömt in den Bauch der Muschel.
Ihr Bauch wird angenehm warm.

Als die Sonne untergeht schließt sich die Muschel wieder fest um ihren wertvollen Schatz. So beschützt sie ihn vor den Schatten der Nacht.

(Ruheformel)
Ruhig und gleichmäßig schaukelt sie in den Wellen.
Die Wellen streifen ruhig und gleichmäßig um die Muschel.
So ruhig und gleichmäßig wie die Wellen schaukelt die Muschel auf dem Meeresboden.
Die Wellen schaukeln die Muschel in einen sanften Schlaf.

Von nun an öffnet sich die Muschel jeden Tag bei Sonnenschein, damit alle Meeresbewohner die Perle bewundern können. *„Kannst du dir vorstellen, wie schön die Perle leuchtet? Stell sie dir genau vor, die schillernden Farben und die warmen Sonnenstrahlen."*

Zum Einschlafen hier aufhören!

(Rücknahme)
Langsam wird es auch für dich Zeit, zurückzukehren. Ich zähle jetzt langsam von 3 rückwärts. Bei 0 bist du wieder hellwach und voller Energie:

3 Atme einmal tief durch!
2 Balle die Hände zu Fäusten!
1 Recke und strecke dich!
0 Augen auf und du bist hellwach und voller Energie!

Alle Kinder recken und strecken sich. Sie strampeln mit den Füßen und bewegen die Arme, damit sie wieder richtig wach werden.

Überleitung

„Am Meer ist es oft sehr heiß und man kann baden gehen. Wer von euch war schon einmal am Meer? Was habt ihr dort gesehen? Kennt ihr Länder, in denen es ein Meer gibt? Was für Tiere leben im Meer?"

– Die Kinder bekommen Zeit zum Erzählen. –

„Jetzt wollen wir ein wenig bei einer Muschelmassage entspannen."

Muschelmassage

Alter: ab 3 Jahren
Material: 1 Matte für jeweils 2 Kinder

Jeweils zwei Kinder tun sich zusammen. Ein Kind liegt auf dem Bauch oder sitzt mit zugewandtem Rücken vor dem anderen Kind. Dieses massiert den Rücken des Kindes nach Vorgabe der Geschichte. Die Spielleitung liest:

Auf dem Meeresgrund im warmen, weichen Sand liegt eine Muschel.
(Hinweis für die Kinder: *„Mit den Handflächen sanft über den Rücken streichen."*)

Sie liegt mitten in einer grünen Seegraswiese. Das Gras bewegt sich sanft im Takt der Wellen.
(Hinweis für die Kinder: *„Mit gespreizten Fingern von oben nach unten in Schlangenlinien über den Rücken fahren."*)

Jeden Tag öffnet und schließt sie ihre Hälften, um frisches Wasser zu trinken.
(Hinweis für die Kinder: *„Den Rücken mit beiden Händen kneten."*)

Eines Tages aber bleibt sie geschlossen.
(Hinweis für die Kinder: *„Mit den Handflächen auf den Rücken drücken."*)

In ihrem Bauch beginnt etwas zu wachsen.
(Hinweis für die Kinder: *„Mit den Fingerspitzen sachte von unten nach oben über den Rücken krabbeln."*)

Die Sonne schickt ihre hellen Strahlen bis auf den Meeresgrund und wärmt die Muschel.
(Hinweis für die Kinder: *„Mit gespreizten Fingern von oben nach unten über den Rücken fahren."*)

Da öffnet sie wieder ihre Hälften.
(Hinweis für die Kinder: *„Den Rücken mit beiden Händen kneten."*)

In ihrer Mitte liegt eine wunderschöne, runde Perle.
(Hinweis für die Kinder: *„Mit den Handflächen kreisende Bewegungen über den Rücken durchführen."*)

Die Perle reflektiert das Sonnenlicht und der Muschel wird es ganz warm.
(Hinweis für die Kinder: *„Mit der flachen Hand über den Rücken streichen, bis es warm wird."*)

Da freut sich die Muschel und ist glücklich.
(Hinweis für die Kinder: *„Umarmt euch!"*)

Nach Ende der Geschichte werden die Rollen getauscht.

Überleitung

„Ihr seid jetzt alle ganz entspannt, deswegen fällt es euch viel leichter, euch zu konzentrieren. Ich habe euch hier einige Perlen mitgebracht und damit machen wir jetzt ein kleines Konzentrationsspiel."

Perlenkreisen (Konzentrationsübung)

Diese Übung fördert spielerisch die Konzentration und Geschicklichkeit der Kinder. Gleichzeitig ist sie auch als eine Art Wettbewerb zu sehen, wer denn am längsten seine Perle kreisen lassen kann.

Alter: ab 5 Jahren
Material: 3 Perlen und 1 leicht gewölbte Untertasse oder Schüssel pro Kind

Die Kinder legen ihre Perlen in den gewölbten Teil der Untertasse (Schüssel). Sie lassen nun die Perlen im Unterteller kreisen – möglichst weit an den Rand, ohne dass die Perlen aus dem Teller fallen. Es entsteht ein lustiges Kreisen und Rollen. Das ist eine gute Konzentrations- und Geschicklichkeitsübung.

Variante (ab 3 Jahren)

Bei kleinen Kindern kann eine etwas größere Kugel in einer Schüssel verwendet werden.

Leben in der Wüste

Das Leben in der Wüste ist voller Entbehrungen. Dennoch herrscht unter den Menschen ein großer Zusammenhalt und am Abend sitzen sie gemeinsam am Feuer und plaudern. Unverzichtbar in der Wüste sind Kamele als Transport- und Fortbewegungsmittel. Diese genügsamen Tiere werden oft auch Wüstenschiffe genannt.

Im Autogenen Training begeben sich die Kinder auf eine anstrengende Karawane durch die Wüste. Gemeinsam mit dem Nomadenjungen Ali und seinem Affen Peggy entspannen sie ihre müden Muskeln und lassen sich bei einer Körperfühlübung sanft vom Wüstenwind verwöhnen.

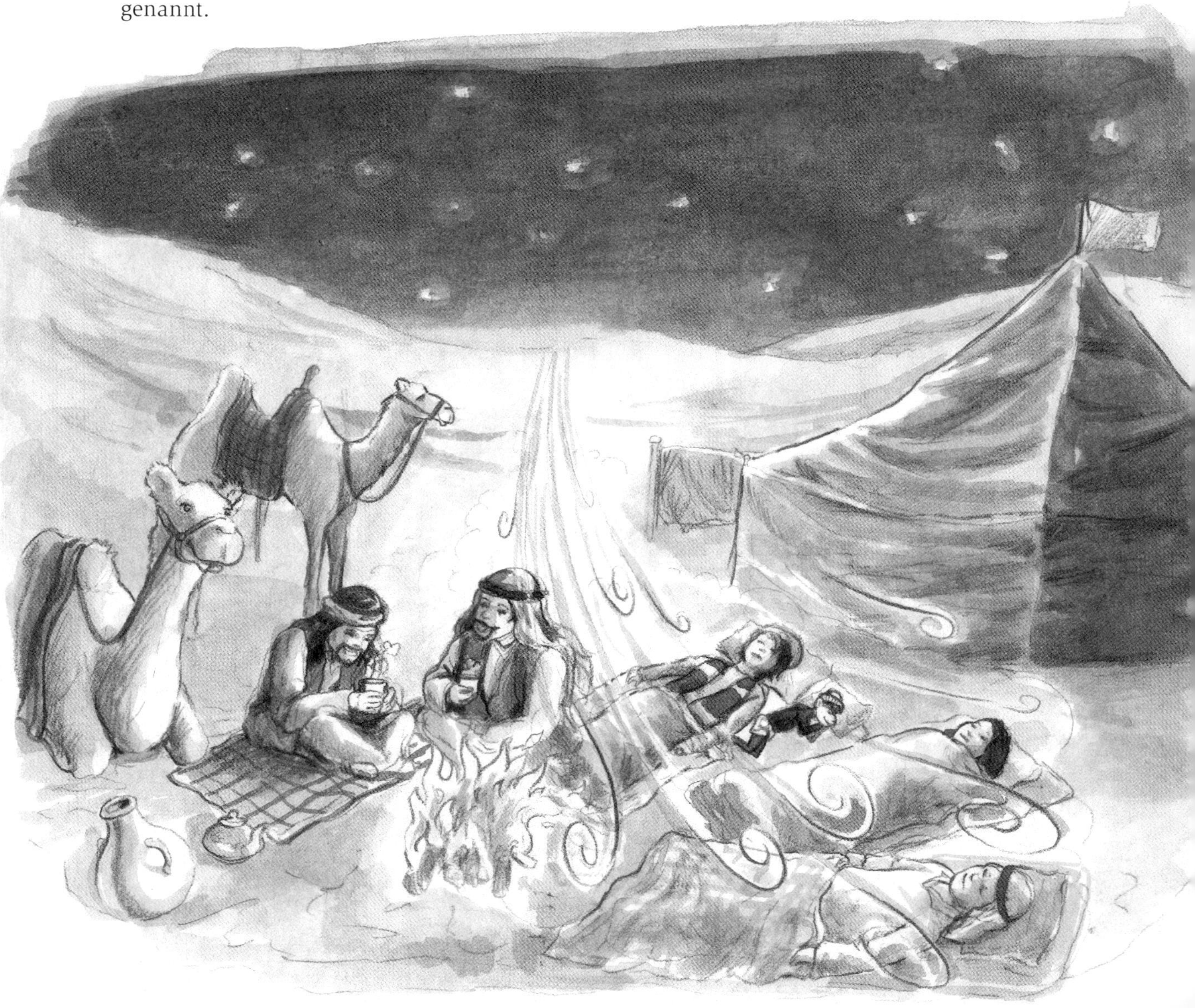

Die Wüstenwanderung (AT)

Alter: ab 3 Jahren
Material: 1 Matte pro Kind

Die Kinder machen es sich auf den Matten bequem, so, wie sie am besten entspannen können – liegend, mit geöffneten oder geschlossenen Augen. Die Spielleitung fordert die Kinder auf, zuerst dreimal tief ein- und auszuatmen, dann wieder normal weiterzuatmen, und liest folgende Geschichte vor:

Wüsten sind die trockensten Gebiete der Erde. In manchen Wüsten regnet es so gut wie nie. In anderen fällt nur alle paar Monate oder Jahre Regen.
Viele Menschen, die in Wüsten leben, sind Nomaden. Auf der Suche nach Nahrung und Wasser für ihr Vieh wandern sie von einem Platz zum anderen. Oft laufen sie tagelang durch den warmen, weichen Sand. Ihre Füße sinken tief ein und das Wandern ist sehr anstrengend.

(Schwereformel)
Ihre Beine sind schwer von dem langen Tagesmarsch durch den tiefen Sand.
Immer schwerer und schwerer werden ihre Füße.
Mit jedem Schritt, den sie durch den tiefen Sand stapfen, werden ihre Füße schwerer und schwerer.
Die Schwere der Beine zieht nach oben und lässt auch die Arme und den Körper schwer werden.
Schwer und erschöpft fühlen sich die Menschen.

Die Nomaden schützen sich mit weiten Umhängen und Kopftüchern vor der sengenden Sonne. Die Tage in der Wüste sind glühend heiß, dafür wird es in den Nächten oftmals bitterkalt. Daher entzünden die Nomaden große Lagerfeuer, um sich in den kalten Wüstennächten zu wärmen. Nach dem anstrengenden Tagesmarsch sind die Menschen sehr erschöpft.

(Schwereformel)
Ihre Beine sind schwer von dem langen Tagesmarsch durch den tiefen Sand.
Sie fühlen sich schwer und erschöpft.
Ganz schwer liegen sie auf ihren Decken vor dem Feuer.
Alles an ihnen fühlt sich schwer und müde an.

Lustig flackert der orangerote Schein des Feuers in der dunklen Wüstennacht. Kleine Feuerfunken schießen nach oben in den schwarzen Himmel und verglühen. Während das Wasser im Kessel über den Flammen langsam heiß wird, erzählen sich die Menschen am Feuer Geschichten. Einige davon sind frei erfunden, andere wahr. Keiner weiß das so genau. Es wird immer kälter und kälter. Doch das Feuer wärmt die Menschen. Sein beruhigendes Prasseln und Knistern lullt sie sanft ein und gibt ihnen ein Gefühl von Geborgenheit.

(Wärmeformel)
Den Menschen am Feuer wird es ganz warm.
Wohlige Wärme durchströmt die Nomaden.
Warm und geborgen fühlen sie sich.
Ihnen ist wohlig warm.

Eine alte Frau braut eine große Kanne mit starkem Tee. Die Nomaden trinken große Mengen, weil die heiße Wüstenluft dem Körper viel Flüssigkeit entzieht. Der Tee schmeckt würzig und wird mit Zucker abgeschmeckt.

(Sonnengeflecht)
Beim Trinken wird der Bauch vom warmen Tee wohlig warm.
Wohlige Wärme strömt in den Bauch.
Immer wärmer und wärmer wird der Bauch von dem würzigen Tee.
Die Wärme breitet sich im ganzen Körper aus.

Während die Nomaden ihren Tee trinken, ist es ganz still. Keiner spricht. Alle lauschen den Geräuschen um sie herum. Es ist nur das feine Prasseln des Feuers und das leichte Säuseln des Wüstenwindes zu hören.

(Ruheformel)
Ruhig und gleichmäßig weht der Wüstenwind über die Dünen.
Der Wind singt ruhig und gleichmäßig sein Lied.
Gleichmäßig wie die Wellen des Meeres streicht er über den feinen Sand.
Die Menschen werden ruhig und entspannen sich, während sie dem Lied des Windes lauschen.
„Hörst auch du das Lied des Windes?“

Wenn der letzte Tropfen Tee getrunken ist, wird es für die Nomaden Zeit, schlafen zu gehen. Ihre Kamele liegen neben den Zelten im Sand und dösen. Auch die Menschen spüren die Müdigkeit des Tages und ziehen sich in ihre schnell errichteten Zelte zurück. Dort kuscheln sie sich unter ihre warmen Wolldecken und träumen ihre schönsten Träume. Vielleicht träumen sie von der nächsten Oase? Oder von einem warmen Regenschauer? *„Und von was träumst du?“*

Zum Einschlafen hier aufhören!

(Rücknahme)
Langsam wird es auch für dich Zeit, zurückzukehren. Ich zähle jetzt langsam von 3 rückwärts. Bei 0 bist du wieder hellwach und voller Energie:

3 Atme einmal tief durch!
2 Balle die Hände zu Fäusten!
1 Recke und strecke dich!
0 Augen auf und du bist hellwach und voller Energie!

Alle Kinder recken und strecken sich. Sie strampeln mit den Füßen und bewegen die Arme, damit sie wieder richtig wach werden.

Überleitung

„Das war die Geschichte vom Leben in der Wüste. Als Nächstes machen wir gemeinsam mit Ali und seinem Äffchen Peggy eine Muskelentspannung. Weil ihr aber so lange still wart, dürft ihr nun so richtig herumtoben. Lauft durch den Raum, schüttelt eure Arme und Beine, damit sie locker werden, und ab und zu könnt ihr einmal einen kurzen, lauten Schrei ausstoßen.“

– Die Kinder bekommen Zeit für Bewegung. –

„Ich mache euch jetzt einmal die Entspannung vor, danach legt ihr euch wieder alle hin, ich lese die Geschichte vor und ihr macht kräftig mit.“

Ali entspannt seine Muskeln (PME)

Alter: ab 4 Jahren
Material: 1 Matte pro Kind

Die Kinder liegen mit dem Rücken auf dem Boden, die Arme liegen dicht neben dem Körper und die Beine sind ausgestreckt. Die Spielleitung erzählt folgende Geschichte:

Ali ist heute den ganzen Tag auf seinem Kamel Samira geritten. Das ist sehr praktisch, so musste er nicht durch den tiefen Wüstensand stapfen. Allerdings ist so ein Kamel nicht sehr bequem. Es schwankt bedenklich hin und her und nach einer Weile werden Hände und Füße ganz steif. Ali stört das nicht, denn er kennt eine Lösung für sein Problem. Sobald die Karawane ihr Nachtlager aufgeschlagen hat, sucht Ali sich einen ruhigen Platz. Am liebsten legt er sich ein wenig abseits vom Feuer auf eine weiche Decke in den Wüstensand. Da ist es schön warm und Ali kann das beruhigende Stimmengemurmel der Menschen am Lagerfeuer hören. Er legt sich auf den Rücken, die Arme neben den Körper und die Beine ausgestreckt. Sein kleiner Affe Peggy legt sich neben ihn und ahmt jede der Bewegungen nach. Ali findet das lustig und Peggy auch.

Zuerst atmet Ali ein paar Mal tief ein und aus. Dabei merkt er schon, wie sich sein Körper ein bisschen entspannt.

Nun beginnt er mit seinen Übungen. *„Höre immer zuerst zu, was Ali machen will“ und bei ‚jetzt‘ wiederholst du die Übungen.“*

Als Erstes spürt Ali seine Arme. Nur in Gedanken, er bewegt sie nicht. Sie fühlen sich steif und unbeweglich an. *„Zeit, das zu ändern“*, denkt Ali. Er ballt die Hände zu Fäusten, winkelt die Unterarme an und drückt die Oberarme fest auf den Boden, zählt bis 5 und lässt dann wieder locker.
„Jetzt! 1 … 2 … 3 … 4 … 5 … loslassen!“
Ali lässt wieder los. Seine Arme fühlen sich viel weicher und geschmeidiger an.

Also wiederholt er die Übung noch einmal, damit sie noch weicher und lockerer werden.
„Jetzt! 1 … 2 … 3 … 4 … 5 … loslassen!“
Wieder lässt Ali los. Er atmet einmal tief ein und aus und genießt dann das entspannte Gefühl in den Armen. Auch Peggy hat kräftig angespannt und hebt nun immer wieder die Hände, als ob sie fliegen würde. Ali lächelt. Auch seine Arme fühlen sich leicht wie Federn an.

Nun ist das Gesicht an der Reihe. Das ist Peggys Lieblingsübung. Endlich darf sie die Zunge herausstrecken, ohne dass jemand meckert. Sie runzelt ihre Stirn und streckt die Zunge ganz weit aus dem kleinen Mund. Auch Ali macht diese Übung. Währenddessen zählt er langsam im Kopf bis 5 und lässt dann sein Gesicht wieder locker.
„Jetzt! 1 … 2 … 3 … 4 … 5 … loslassen!“
Alis Gesicht wird wieder locker. Es fühlt sich glatt an.

Sofort wiederholt er die Übung noch einmal.
„Jetzt! 1 … 2 … 3 … 4 … 5 … loslassen!“
Peggy streicht vorsichtig über ihre braunen Wangen und freut sich. Ihr Gesicht ist ganz entspannt. Sie genießen es noch eine Weile.

Bevor beide mit der nächsten Übung weitermachen, atmen sie noch einmal tief ein und aus. Ali konzentriert sich nun auf seine Schultern, den Bauch und den Po. Er spürt ihnen eine Weile nach und fühlt, wie sie auf dem Boden aufliegen.

– Zeit zum Spüren –

Dann drückt er die Schultern nach unten in den weichen Wüstensand, zieht den Bauch ein und spannt den Po an. Wieder zählt er bis 5 und lässt dann los.
„Jetzt! 1 … 2 … 3 … 4 … 5 … loslassen!"
Nun hat er das Gefühl, als ob er noch tiefer in den warmen Wüstensand sinkt. Am liebsten möchte er einschlafen. *„Nein, erst mache ich meine Übungen zu Ende!"*, denkt er sich.

„Das muss ich unbedingt noch einmal wiederholen."
„Jetzt! 1 … 2 … 3 … 4 … 5 … loslassen!"
Sein ganzer Oberkörper fühlt sich nun entspannt an. Eine Weile bleibt Ali ruhig liegen und genießt nur dieses Gefühl.

Neben ihm wird Peggy schon unruhig. Sie will unbedingt weitermachen. Also atmet Ali einmal tief ein und aus und konzentriert sich ganz auf seine Beine. Er fühlt, an welchen Stellen sie auf dem Boden aufliegen. Wenn er sich anstrengt, kann er sogar die Zehenspitzen spüren. *„Probiere es auch einmal aus!"*

– Zeit zum Spüren –

„Die Beine zu entspannen, ist einfach. Du ziehst die Zehen zur Nasenspitze und drückst die gestreckten Beine fest auf den Boden." Ali und Peggy machen das auch. Dann zählen sie langsam bis 5 und lockern ihre Beine.
„Jetzt! 1 … 2 … 3 … 4 … 5 … loslassen!"
Die beiden entspannen ihre Beine. Peggy wackelt lustig mit den Zehen.

Die beiden wiederholen ihre Übung gleich noch einmal.
„Jetzt! 1 … 2 … 3 … 4 … 5 … loslassen!"
Ihre Beine fühlen sich leicht und entspannt an. Ali und Peggy genießen eine Weile dieses entspannte Gefühl.

Zum Schluss spannen beide noch einmal alles gleichzeitig an: die Arme, das Gesicht, Schultern, Bauch, Po und die Beine. Sie zählen bis 5 und entspannen sich wieder.
„Jetzt! 1 … 2 … 3 … 4 … 5 … loslassen!"

Ruhig und entspannt liegen sie nebeneinander auf dem warmen, weichen Wüstenboden. Sie spüren, wie der laue Wüstenwind sanft durch ihre Haare streicht, sie riechen das würzige Lagerfeuer und den Geruch des frisch zubereiteten Tees. Leises Stimmengemurmel dringt zu ihnen herüber. Die Alten erzählen Geschichten aus längst vergangener Zeit. Ali und Peggy lauschen ihren beruhigenden Stimmen und bald sind sie tief und fest eingeschlafen und träumen von wunderschönen, grünen Oasen, von lebhaften Beduinenmärkten und ruhigen Wüstennächten unter dem Sternenhimmel.

„Vielleicht willst ja auch du noch ein wenig träumen. Lass dir Zeit und schicke deine Gedanken auf eine kleine Reise."

Zum Einschlafen hier aufhören!

(Rücknahme)
Langsam wird es auch für dich Zeit, zurückzukehren. Ich zähle jetzt langsam von 3 rückwärts. Bei 0 bist du wieder hellwach und voller Energie:

3 Atme einmal tief durch!
2 Balle die Hände zu Fäusten!
1 Recke und strecke dich!
0 Augen auf und du bist hellwach und voller Energie!

Alle Kinder recken und strecken sich. Sie strampeln mit den Füßen und bewegen die Arme, damit sie wieder richtig wach werden.

Überleitung

„Ihr habt viel über die Wüste gehört. Was denkt ihr denn, gibt es alles in der Wüste? Leben in der Wüste auch Tiere und Pflanzen? Wie heißen die Menschen, die in der Wüste von einem Ort zum anderen ziehen? Kamele sind die Wüstenschiffe. Was ist das Besondere an Kamelen?“

– Die Kinder bekommen Zeit zum Erzählen. –

„In der Wüste gibt es oft Sandstürme. Sie wirbeln den Sand meterhoch auf und begraben alles unter sich. Es ist sehr gefährlich für die Karawanen, wenn sie in einen Sandsturm geraten. Allerdings weht auch manchmal nur ein sanftes Lüftchen. In der nächsten Übung dürft ihr spüren, wie der Wüstenwind euch sanft streichelt.“

Der Wüstenwind (Körperfühlübung)

Das Erscheinungsbild des Windes umfasst eine große Bandbreite, vom lauen Lüftchen bis zum Sturm ist alles möglich. Bei dieser Übung lernen die Kinder, sanft mit den Händen zu agieren und ihre einzelnen Körperteile zu spüren.

Alter: ab 5 Jahren
Material: 1 Matte für jeweils 2 Kinder

Die Kinder tun sich zu Zweiergruppen zusammen. Ein Kind legt sich mit dem Bauch langgestreckt auf den Boden. Das andere Kind ist der Wüstenwind. Es streicht sanft mit der flachen Hand über die Stellen, die in der nachfolgenden Geschichte beschrieben sind:

Ali und Peggy liegen bequem auf ihren Decken, in der Nähe des Lagerfeuers. Sie sind ruhig und entspannt. Ein warmer Wüstenwind streicht sanft über ihre Körper.

Sie spüren, wie er über ihre Haare streift. Das können sie bis auf die Kopfhaut spüren. Es ist ein angenehmes und beruhigendes Gefühl.

Die Windhände wandern nun über den Hals zu den Schultern. Sie streifen sanft über den einen Arm, nur ein leichter Hauch. Langsam streichen sie über die Hand und berühren die einzelnen Finger. Dann gleiten sie wieder nach oben zu den Schultern. Als Nächstes gleiten sie über den anderen Arm, ganz sanft nur wie ein Hauch, bis zu den Händen. Wieder berühren sie leicht jeden einzelnen Finger und streifen wieder zurück bis zu den Schultern.

Von dort aus streichen sie langsam wie in Zeitlupe sanft über den ganzen Rücken. Die Windhände scheinen Ali und Peggy überhaupt nicht zu berühren und dennoch spüren sie jede Bewegung des Windes.

Vom Rücken streift der Wind langsam über den Po, das eine Bein hinunter. Er berührt sie kaum. Ein sanfter Windzug fährt das Bein langsam hinab bis zu den Fußsohlen. Sanft wie ein Hauch streicht er darüber und begibt sich wieder auf den Weg nach oben zum Po.

Dort beschreiben die Windhände einen Bogen und gleiten das andere Bein hinunter bis zu den Fußsohlen. Sanft streichen sie darüber und streifen dann langsam wieder nach oben.

Sie streichen über den Rücken und fahren sanft durch die Haare. Dort verweilen sie noch kurz und dann zieht der Wüstenwind weiter.

Nach Ende der Geschichte werden die Rollen getauscht.

Variante (ab 3 Jahren)

Die Spielleitung macht keine spezifischen Angaben. Sie lässt die Kinder frei agieren. Beispiel: *„Der Wüstenwind streicht sanft über deinen Körper. Spüre, wo er dich berührt. Er streicht über deine Arme … deine Beine … deinen Rücken …“*

Das große Sommerfest der Mäuse

Mäuse sind possierliche, kleine Tiere, die in großen Familienverbänden in ihren Mäuselöchern leben. Sie huschen wie kleine Schatten über den Waldboden, immer auf der Suche nach Nahrung. In der Nacht kuscheln sie sich aneinander und wärmen sich gegenseitig.

Im Autogenen Training erleben die Kinder das große Mäusesommerfest, entspannen gemeinsam mit den Mäusen ihre Muskeln und spüren in einer Massage der Entstehung einer leckeren Gemüsesuppe nach.

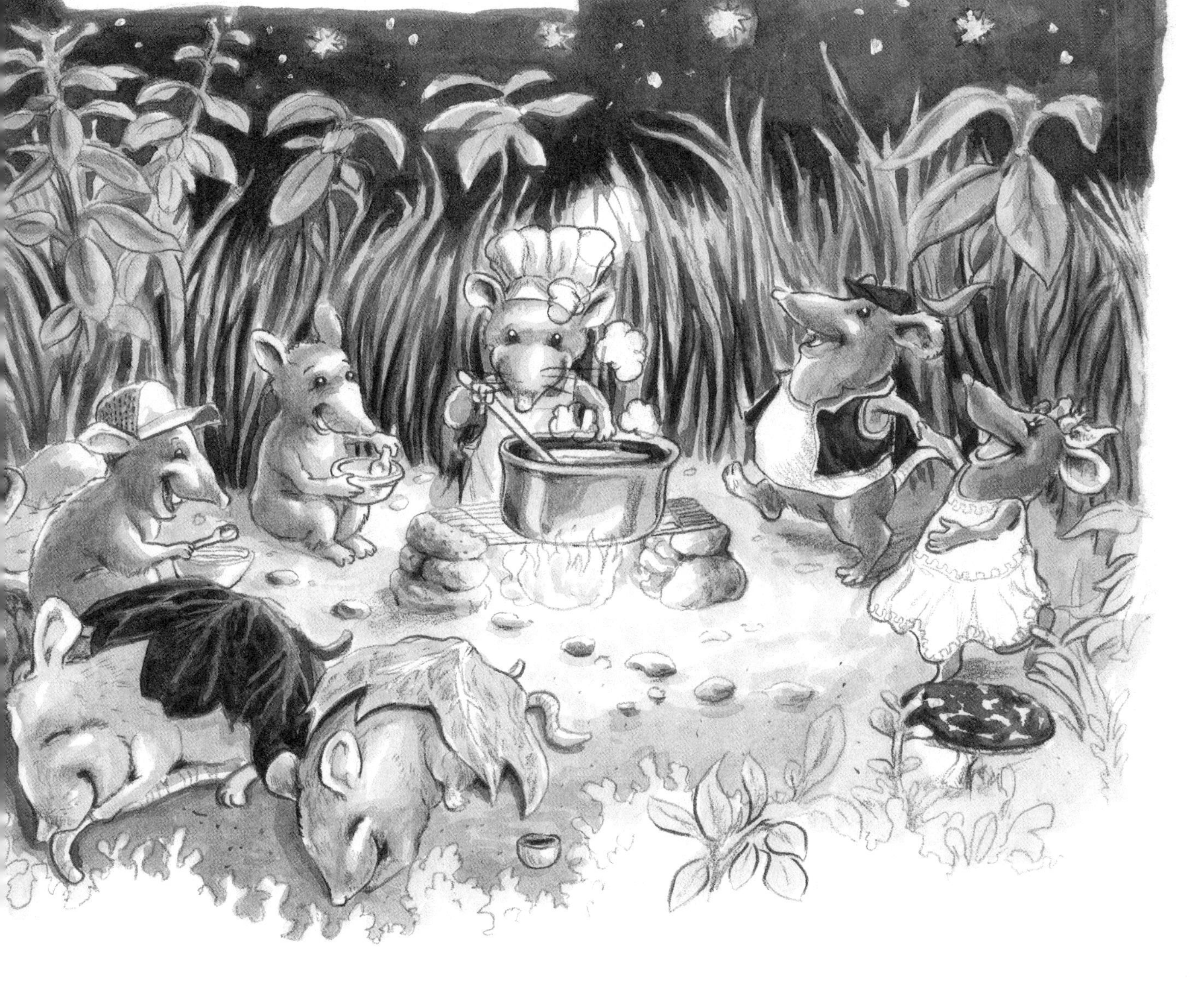

Das große Sommerfest (AT)

Alter: ab 3 Jahren
Material: 1 Matte pro Kind

Die Kinder machen es sich auf den Matten bequem, so, wie sie am besten entspannen können – liegend, mit geöffneten oder geschlossenen Augen. Die Spielleitung fordert die Kinder auf, zuerst dreimal tief ein- und auszuatmen, dann wieder normal weiterzuatmen, und liest folgende Geschichte vor:

Einmal im Jahr, am Ende des Sommers, feiern die Waldmäuse ein großes Sommerfest. Da geht es lustig zu. Es wird gegessen, getanzt, gelacht und wenn es dunkel ist und die Sterne am Himmel funkeln, erzählt die alte Mimmel spannende Märchen von tapferen Mäusehelden.

Für das Fest sind viele Vorbereitungen nötig. Jeder hilft mit. Den ganzen Tag über sammeln die Mäusekinder trockene Äste, Zweige und Laub für das gewaltige Lagerfeuer. Sie schichten einen riesigen Berg auf. Immer mehr und mehr schleppen sie herbei.

(Schwereformel)
Ihre Arme sind schwer vom vielen Schleppen.
Vom Laufen sind auch ihre Beine ganz schwer.
Arme und Beine sind schwer von der Anstrengung.
Alles an ihnen fühlt sich schwer an.

Nach der Anstrengung legen sie sich auf ein weiches Stück Moos unter die Bäume und ruhen sich aus.

(Ruheformel)
Ruhig und entspannt liegen die Mäuse im weichen Moos.
Sie fühlen sich ruhig, entspannt und geborgen.

(Wärmeformel)
Ein paar vorwitzige Sonnenstrahlen spitzen durch die Kronen der Bäume.
Sie wärmen die kleinen Mäuse in ihrem weichen Moosbett.
Wohlig warm und entspannt liegen die Mäuse im weichen Moos.
Die Wärme hüllt die Mäuse wie eine goldene Decke ein.
Immer wärmer und wärmer wird den Mäusen.

Als es dämmert, ist es soweit. Armin, der Mäuseälteste, zündet den Holzstapel an. Hell lodern die Flammen empor und alle Mäuse setzen sich um das wärmende Lagerfeuer. Der große Suppentopf wird auf das Feuer gestellt und alle warten hungrig darauf, dass die Suppe fertig wird. Endlich ist es soweit. Bald hält jeder eine Schüssel mit dampfender Pilzsuppe in der Hand. Sie riecht lecker.

(Ruheformel)
Während alle ihre Suppe löffeln, ist es ganz still.
Mucksmäuschenstill sind alle Mäuse, während sie ihre Suppe essen.
Es ist so still, nur das leise Klappern der Löffel ist zu hören.

Durch die warme Suppe und die lodernden Flammen des Lagerfeuers wird es allen Mäusen angenehm warm.

(Wärmeformel)
Wohlig warm wird den kleinen Mäusen.
Sie fühlen sich warm und geborgen.
Auch in ihren Bäuchen ist es ganz warm von der Suppe.
Angenehm warm und satt fühlen sich die Mäuse.

Silbern scheint der Mond vom nachtschwarzen Himmel. Die Mäuse gähnen und werden schläfrig. Ruhig liegen sie auf ihren Moosbetten um das Lagerfeuer und beobachten die orangeroten Flammen. Das Holz knistert und knackst, während es von den Flammen verschlungen wird. Und dann beginnt die alte Mimmel mit ihrer Geschichte. Sie erzählt ein Märchen von einem tapferen Mäusejungen, der in die weite Welt zog, um das Abenteuer zu suchen. Er hat fast alle Länder dieser Erde bereist und viele Abenteuer erlebt. Welche Abenteuer das sind? Das ist eine von vielen anderen Geschichten.

In dieser Nacht träumen alle Mäusekinder davon, die große, weite Welt zu bereisen. Bei jedem sieht sie anders aus. *„Vielleicht träumst auch du von Abenteuern in fernen Ländern. Wohin willst du reisen? Träume ein wenig!"*

Zum Einschlafen hier aufhören!

(Rücknahme)
Langsam wird es auch für dich Zeit, zurückzukehren. Ich zähle jetzt langsam von 3 rückwärts. Bei 0 bist du wieder hellwach und voller Energie:

3 Atme einmal tief durch!
2 Balle die Hände zu Fäusten!
1 Recke und strecke dich!
0 Augen auf und du bist hellwach und voller Energie!

Alle Kinder recken und strecken sich. Sie strampeln mit den Füßen und bewegen die Arme, damit sie wieder richtig wach werden.

Überleitung

„Das war die Geschichte von dem Sommerfest der Mäuse. Als Nächstes machen wir alle zusammen eine Mäuseentspannung. Weil ihr aber so lange still wart, dürft ihr nun so richtig herumtoben. Lauft durch den Raum, schüttelt eure Arme und Beine, damit sie locker werden, und ab und zu könnt ihr einmal einen kurzen, lauten Schrei ausstoßen."

– Die Kinder bekommen Zeit für Bewegung. –

„Ich mache euch jetzt einmal die Mäuseentspannung vor, danach legt ihr euch wieder alle hin, ich lese die Geschichte vor und ihr macht kräftig mit."

Mäuseentspannung (PME)

Alter: ab 4 Jahren
Material: 1 Matte pro Kind

Die Kinder liegen mit dem Rücken auf dem Boden, die Arme liegen dicht neben dem Körper und die Beine sind ausgestreckt. Die Spielleitung erzählt folgende Geschichte:

Den ganzen Tag haben die Mäuse Holz für das große Lagerfeuer gesammelt. Ihre Arme und Beine schmerzen vom Schleppen und das ist nicht schön. Sie jammern und sind niedergeschlagen. Doch Armin weiß Rat. Schließlich ist er der älteste unter den Mäusen und damit auch der klügste. Jedenfalls ist er davon überzeugt.

Alle Mäuse legen sich in einem Kreis auf den Rücken, strecken die Beine aus und legen die Arme neben den Körper. Armin setzt sich in die Mitte und erklärt den Mäusen, was sie tun müssen.

„Zuerst atmet ihr ein paar Mal tief ein und aus." Alle Mäuse atmen tief ein und aus. *„Ihr werdet ganz ruhig und entspannt euch"*, sagt Armin. *„Dann fangen wir mit der Muskelentspannung an. Ihr werdet sehen, danach fühlt ihr euch viel besser."* Alle Mäuse sind mucksmäuschenstill und entspannen sich.

„Zuerst spürt ihr eure einzelnen Körperteile. Das ist wichtig, damit ihr es euch auch vorstellen könnt. Danach erkläre ich euch die Übung und wenn ich ‚jetzt' sage, dann führt ihr sie aus." Die Mäuse haben verstanden, erst zuhören, dann ausführen.

„Zuerst konzentriert ihr euch auf euren rechten Arm. Könnt ihr ihn spüren?" Alle Mäuse spüren in Gedanken in ihren rechten Arm hinein. Sie spüren sogar die einzelnen Finger.

– Zeit zum Spüren –

„Wenn ich ‚jetzt' sage, dann ballt ihr die Hand zur Faust, winkelt den Unterarm an und drückt den Oberarm auf den Boden", erklärt Armin.
„Jetzt! 1 ... 2 ... 3 ... 4 ... 5 ... loslassen!"
„Spürt ihr den Unterschied zum anderen Arm?" Tatsächlich spüren alle Mäuse einen Unterschied. Der rechte Arm ist viel leichter, als der linke.

„Nun spürt in Gedanken in euren linken Arm hinein", sagt Armin. Alle Mäuse spüren in Gedanken in ihren linken Arm hinein.

– Zeit zum Spüren –

„Wenn ich ‚jetzt' sage, dann ballt ihr die linke Hand zur Faust, winkelt den Unterarm an und drückt den Oberarm auf den Boden", erklärt Armin.
„Jetzt! 1 ... 2 ... 3 ... 4 ... 5 ... loslassen!"
„Fühlen sich beide Arme gleich an?" Die Mäuse nicken.

„Zum Abschluss spannen wir auf ‚jetzt' beide Arme gleichzeitig an", sagt Armin.
„Jetzt! 1 ... 2 ... 3 ... 4 ... 5 ... loslassen!"
Den Mäusen kommen ihre Arme nun so leicht vor, als wollten sie gleich davonschweben. Armin schmunzelt. Eine Weile genießen sie das leichte Gefühl in ihren Armen.

„Als Nächstes ist das Gesicht an der Reihe", erklärt Armin. *„Spürt genau euer Gesicht: die Augen, die Nase, die Wangen, den Mund und das Kinn."*

– Zeit zum Spüren –

„Wenn ich ‚jetzt' sage, stellt euch einfach vor, ihr hättet in eine saftige, saure Zitrone gebissen, aber nicht die Zähne zusammenbeißen", erklärt Armin.
„Jetzt! 1 ... 2 ... 3 ... 4 ... 5 ... loslassen!"
Das hat bei allen gut geklappt. Armin ist zufrieden mit seinen Mäusen.
„Atmet noch einmal tief ein und aus", ruft er. Alle Mäuse atmen einmal tief ein und aus.

„Nun kommen wir zu den Schultern, dem Bauch und dem Po", sagt Armin. *„Spürt ihr euren Rücken und den Po, wie sie auf dem Boden aufliegen?"* Alle Mäuse spüren ihren Rücken und ihren Po. Sie fühlen genau, an welchen Stellen sie am Boden aufliegen.

– Zeit zum Spüren –

„Wenn ich ‚jetzt' sage, drückt ihr die Schultern nach unten, tief in das Moos und spannt Bauch und Po an", erklärt Armin.
„Jetzt! 1 … 2 … 3 … 4 … 5 … loslassen!"
Alle Mäuse lassen wieder los. Während sie sich entspannen, fühlt es sich an, als ob sie noch tiefer in das weiche Moos sinken würden.
„Euer ganzer Oberkörper ist nun entspannt", sagt Armin. *„Fühlt ihr das?"* Alle Mäuse nicken. Sie fühlen sich locker und entspannt.

„Aber wir sind noch nicht am Ende angelangt", ruft Armin. *„Es fehlen noch eure Beine. Spürt als Erstes in euer rechtes Bein. Fühlt, wo es am Boden aufliegt und wie es sich anfühlt."* Alle Mäuse fühlen in ihr rechtes Bein hinein.

– Zeit zum Fühlen –

„Auf ‚jetzt' zieht ihr die Zehen eures rechten Beines zur Nasenspitze und drückt das gestreckte Bein auf den Boden", ruft Armin.
„Jetzt! 1 … 2 … 3 … 4 … 5 … loslassen!"
Alle Mäuse lassen wieder locker. *„Vergleicht mit eurem anderen Bein. Fühlt sich das Bein anders an?"* Alle Mäuse nicken heftig. Tatsächlich ist das rechte Bein leichter als das linke.

„Nun konzentriert euch auf euer linkes Bein. Fühlt, wo es am Boden aufliegt und wie es sich anfühlt." Alle Mäuse fühlen in ihr linkes Bein hinein.

– Zeit zum Fühlen –

„Auf ‚jetzt' zieht ihr die Zehen des linken Beines zur Nasenspitze und drückt das gestreckte Bein auf den Boden."
„Jetzt! 1 … 2 … 3 … 4 … 5 … loslassen!"
Alle Mäuse lassen wieder los. Beide Beine sind nun federleicht.

„Damit die Wirkung noch vertieft wird, sind jetzt noch einmal beide Beine an der Reihe. Auf ‚jetzt' zieht ihr die Zehen beider Beine Richtung Nasenspitze und drückt die gestreckten Beine auf den Boden", sagt Armin.
„Jetzt! 1 … 2 … 3 … 4 … 5 … loslassen!"
Alle Mäuse lassen wieder los.

„Entspannt euch und atmet einmal tief durch", sagt Armin. Alle Mäuse atmen einmal tief ein und aus.
„Auf ‚jetzt' spannt ihr den ganzen Körper an. Die Arme, das Gesicht, die Schultern, den Bauch, den Po und die Beine."
„Jetzt! 1 … 2 … 3 … 4 … 5 … loslassen!"
Alle Mäuse lassen wieder los.

„Bestimmt fühlt ihr euch jetzt alle ganz locker und entspannt", sagt Armin. *„Genießt noch eine Weile dieses Gefühl, bleibt ein wenig liegen und atmet ruhig ein und aus."* Armin und die anderen Mäuse liegen noch eine Weile im weichen Moos.

Zum Einschlafen hier aufhören!

(Rücknahme)
Langsam wird es auch für dich Zeit, zurückzukehren. Ich zähle jetzt langsam von 3 rückwärts. Bei 0 bist du wieder hellwach und voller Energie:

3 Atme einmal tief durch!
2 Balle die Hände zu Fäusten!
1 Recke und strecke dich!
0 Augen auf und du bist hellwach und voller Energie!

Alle Kinder recken und strecken sich. Sie strampeln mit den Füßen und bewegen die Arme, damit sie wieder richtig wach werden.

Überleitung

„Es gibt viele Arten von Mäusen. Welche Arten kennt ihr? Für Mäuse ist das Leben nicht ungefährlich. Was für Feinde haben Mäuse? Wisst ihr, was Mäuse fressen?“

– Die Kinder bekommen Zeit zum Erzählen. –

„Mäuse sind ein lustiges Volk. Jeder von euch sucht sich einen Partner und wir machen gemeinsam eine lustige Pilzsuppenmassage.“

Pilzsuppenmassage

Alter: ab 3 Jahren
Material: 1 Matte für jeweils 2 Kinder

Jeweils zwei Kinder tun sich zusammen. Ein Kind liegt auf dem Bauch oder sitzt mit zugewandtem Rücken vor dem anderen Kind. Dieses massiert den Rücken des Kindes nach Vorgabe der Geschichte. Die Spielleitung liest:

Viele kleine Mäuse treffen sich am Festplatz, um Pilzsuppe zu kochen. (Hinweis für die Kinder: *„Mit den Fingern über den Rücken trippeln.“*)

Sie rollen große Pilze herbei. (Hinweis für die Kinder: *„Den Rücken mit beiden Händen kneten.“*)

Zuerst waschen sie die Pilze. (Hinweis für die Kinder: *„Mit den Handflächen in Kreisen über den Rücken wischen.“*)

Dann trocknen sie sie wieder ab. (Hinweis für die Kinder: *„Mit beiden Händen vorsichtig den Rücken rubbeln.“*)

Und schneiden sie in Scheiben. (Hinweis für die Kinder: *„Mit den Handkanten quer mehrmals über den Rücken fahren.“*)

Die Mäuse gießen Wasser in einen großen Topf. (Hinweis für die Kinder: *„Mit gespreizten Fingern von oben nach unten über den Rücken streichen.“*)

Sie werfen die Pilze hinein. (Hinweis für die Kinder: *„Den Rücken mit den Händen kneten.“*)

Auch ein paar Kräuter kommen mit dazu. (Hinweis für die Kinder: *„Mit den Fingerspitzen leicht über den Rücken krabbeln.“*)

Fest umrühren. (Hinweis für die Kinder: *„Die Handflächen kreisend über den Rücken wischen.“*)

Die Suppe wird heißer und heißer. (Hinweis für die Kinder: *„Die Handflächen aneinanderreiben und auf den Rücken pressen.“*)

Bald ist die Suppe fertig. Alle Mäuse füllen ihre Schüsseln und löffeln die leckere Pilzsuppe. (Hinweis für die Kinder: *„Mit den Handflächen über den Rücken kreisen.“*)

Zum Schluss waschen alle Mäuse gemeinsam den Kessel aus. (Hinweis für die Kinder: *„Mit beiden Händen auf dem Rücken rubbeln.“*)

Und trocknen ihn wieder ab. (Hinweis für die Kinder: *„Den Rücken mit den Handflächen ausstreichen.“*)

Nach Ende der Geschichte Rollen tauschen.

Leuchtende Sterne in lauschigen Sommernächten

In klaren Sommernächten glitzern und funkeln die Sterne wie kleine Diamanten am Himmelszelt. Es sind so viele, dass man sie nicht zählen kann. Obwohl sie so klein erscheinen, sind sie in Wirklichkeit riesengroß. Doch durch die weite Entfernung erscheinen sie nur als winzige Lichtpunkte.

Im Autogenen Training genießen die Kinder einen Blick in den Sternenhimmel, erfreuen sich bei einer Meditation am warmen Kerzenlicht und gönnen sich eine beruhigende Sternenmassage.

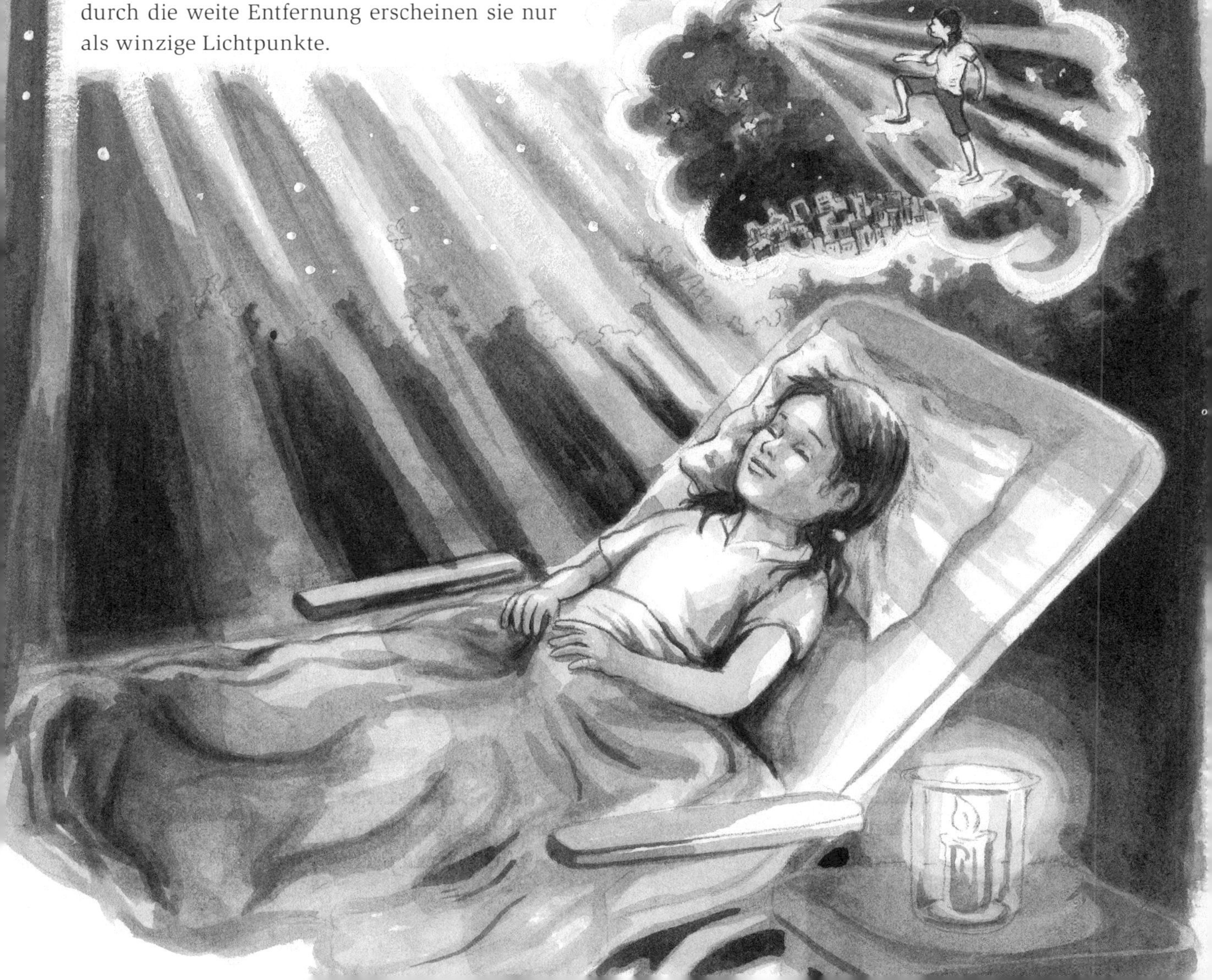

Sternenträume (AT)

Alter: ab 3 Jahren
Material: 1 Matte pro Kind

Die Kinder machen es sich auf den Matten bequem, so, wie sie am besten entspannen können – liegend, mit geöffneten oder geschlossenen Augen. Die Spielleitung fordert die Kinder auf, zuerst dreimal tief ein- und auszuatmen, dann wieder normal weiterzuatmen, und liest folgende Geschichte vor:

Im Sommer, wenn die Nächte sehr warm sind, ist Lisa gerne im Garten hinter dem Haus. Dort legt sie sich in einen bequemen Liegestuhl, kuschelt sich in eine weiche Decke und betrachtet den funkelnden Sternenhimmel. Sie ist erstaunt darüber, wie viele Sterne es gibt, die hell leuchtend am Himmel stehen. Einmal auf einem funkelnden Stern sitzen, selbst wenn es nur ein ganz kleiner wäre. Das ist Lisas sehnsüchtigster Wunsch.

(Ruheformel)
Während Lisa die Sterne am dunklen Abendhimmel betrachtet, wird sie ganz ruhig.
Entspannt und ruhig liegt Lisa auf dem Liegestuhl und betrachtet die funkelnden Sterne.
„Schaust du auch manchmal nachts in den funkelnden Sternenhimmel?
Stell dir die vielen, leuchtenden Sterne vor!“

Während sie, warm in die Decke gekuschelt, daliegt, fallen ihr die Augen zu und sie fängt an zu träumen.

Ein kleiner Stern schickt einen seiner leuchtenden Strahlen zu ihr hinab. Das Sternenlicht taucht den Garten in ein silberhelles Licht. Lisa weiß sofort, dieser Sternenstrahl ist nur für sie bestimmt. Mutig streckt sie die Arme aus und klettert daran empor. Es ist ein langer und anstrengender Weg bis nach oben.

(Schwereformel)
Als sie den Stern erreicht, sind ihre Beine schwer vom Aufstieg.
Ganz erschöpft ist Lisa und ihre Beine sind sehr schwer.
Auch ihre Arme sind schwer.
Alles an ihr ist ganz schwer.

Sie setzt sich auf eine Zacke des Sterns und ruht sich aus. Um sie herum funkeln und glitzern die anderen Sterne. Lisa ist überwältigt von ihrer Pracht. Freundlich lächeln die Sterne ihr zu. Selbst der Mond schenkt ihr ein aufmunterndes Augenzwinkern. Hoch oben am Himmel sitzt Lisa auf ihrem Stern, aber sie hat keine Angst, denn er hält sie fest in seinen leuchtend warmen Strahlenarmen.

(Wärmeformel)
Der Stern ist angenehm warm.
Wohlige Wärme durchströmt Lisa.
Sie spürt, wie der Stern seine Wärme an sie verschenkt.
Behütet und geborgen fühlt sich Lisa.
Immer wärmer und wärmer wird Lisa, je mehr sie sich an den Stern kuschelt.

Von hier oben sieht alles auf der Erde winzig klein aus. Neugierig blickt Lisa nach unten. Sie entdeckt eine Stadt. Wie ein großes Meer aus vielen bunten Lichtern liegt sie unter ihr. Die Häuser und Straßen sind genauso klein wie ihre Spielsachen, vielleicht sogar noch kleiner. Ein Fluss schlängelt sich wie eine silberne Schlange durch die Landschaft, bis er schließlich in einen großen See mündet.

(Ruheformel)
Ruhig liegt der See da.
Eine angenehme Ruhe geht von dem See aus.
Wie eine ruhige, glatte Fläche liegt der See da.

Seine Oberfläche ist spiegelglatt und leuchtet matt silbern im Mondlicht. Es ist ein sehr großer See, doch von hier oben sieht er aus wie eine Pfütze. Auch der Wald, mit seinen mächtigen Bäumen wirkt längst nicht so bedrohlich. Weit hinten entdeckt Lisa die schneebedeckten Berge. Weiße Gipfel leuchten im Licht des Mondes. Die Berge sind so hoch, dass auf ihren Spitzen sogar im Sommer Schnee liegt. Lisa staunt, was es alles zu sehen gibt.

Der Stern ist glücklich, dass es Lisa bei ihm so gut gefällt. Er möchte ihr etwas schenken, damit sie sich immer an ihn erinnert. Es soll etwas ganz Besonderes sein. Endlich kommt ihm eine Idee. Er nimmt ein kleines Säckchen und schüttelt etwas von seinem glitzernden und funkelnden Sternenstaub hinein. Dieses Säckchen macht er Lisa zum Geschenk. Von nun an kann Lisa immer das Sternenfunkeln beobachten, auch wenn einmal Wolken am Himmel sind. *„Hast du schon einmal in der Nacht in den funkelnden Sternenhimmel geschaut? Wie würde dein Ausflug zu den Sternen aussehen?"*

Zum Einschlafen hier aufhören!

(Rücknahme)
Langsam wird es auch für dich Zeit, zurückzukehren. Ich zähle jetzt langsam von 3 rückwärts. Bei 0 bist du wieder hellwach und voller Energie:

3 Atme einmal tief durch!
2 Balle die Hände zu Fäusten!
1 Recke und strecke dich!
0 Augen auf und du bist hellwach und voller Energie!

Alle Kinder recken und strecken sich. Sie strampeln mit den Füßen und bewegen die Arme, damit sie wieder richtig wach werden.

Überleitung

„Das war die Geschichte von Lisa und ihrer abenteuerlichen Reise zu den Sternen. Kennt ihr vielleicht noch andere Planeten außer die Erde? Wenn ihr am Tag in den Himmel blickt, was könnt ihr dann sehen?"

– Die Kinder bekommen Zeit zum Erzählen. –

„Außer den Sternen leuchten auch noch andere Dinge, z. B. Kerzen. Heute habe ich euch einige Kerzen mitgebracht und wir wollen uns das Licht der Kerze einmal ganz genau ansehen. Aber Vorsicht: Die Kerze darf nicht umfallen, sonst kann etwas anbrennen, und geht bitte nicht so nahe an die Flamme heran. Sie ist sehr heiß."

Kerzenmeditation

In lauen Sommernächten stehen oft Windlichter, die mit Kerzen bestückt sind, auf dem Tisch. Auf Kinder wirkt das warme Licht der Kerze beruhigend und schenkt ein Stück Geborgenheit. Eine Kerzenmeditation fördert die Konzentration und lässt zappelige Kinder sehr schnell ruhiger werden.

Alter: ab 3 Jahren
Material: 1 Kerze mit einem sicheren Stand pro Kind

Die Kinder sitzen an einem Tisch. Jedes bekommt eine Kerze. Sie wird vor die Kinder hingestellt und die Spielleitung zündet sie an. Jetzt liest die Spielleitung die Meditation vor. Im Text gibt es immer wieder Pausen, die zum Meditieren einladen:

„Schaue ganz konzentriert in die Flamme der Kerze. Lasse dich durch nichts ablenken. Was siehst du?“

– Zeit zum Schauen –

„Vielleicht erkennst du die verschiedenen Farben der Flamme.“

– Zeit zum Schauen –

„Lasse das warme Kerzenlicht eine Weile auf dich wirken.“

– Zeit zum Schauen –

„Schließe die Augen und stelle dir den Schein der Kerze vor. Ihr warmes Licht, die Farben der Flamme und den Hof, der sie umgibt. Lass dir Zeit.“

– Zeit zum Vorstellen –

„Wenn du soweit bist, öffne die Augen und betrachte noch einmal deine Flamme. Du hast so viel Zeit, wie du möchtest.“

– Zeit zum Schauen –

„Versuche dir die Wärme der Kerze in deinem Körper vorzustellen. Fühle, wie die Wärme dich ganz ausfüllt.“

– Zeit zum Spüren –

„Und wenn du irgendwann die Kerze löschst, fühlst du dich trotzdem noch mit ihr verbunden und spürst die warme Flamme in dir.“

Überleitung

*„Ich hoffe, es hat euch gefallen, in die Kerze zu schauen. Bitte zündet zu Hause nie eine Kerze alleine an. Das kann gefährlich werden!
Ihr wart jetzt lange ruhig. Bevor wir uns eine kleine Sternenmassage gönnen, steht ihr auf und rennt ein paar Mal im Kreis herum. Ihr könnt auch hüpfen und springen. Danach sucht sich jeder einen Partner für die Massage.“*

Sternenmassage

Alter: ab 3 Jahren
Material: 1 Matte für jeweils 2 Kinder

Jeweils zwei Kinder tun sich zusammen. Ein Kind liegt auf dem Bauch oder sitzt mit zugewandtem Rücken vor dem anderen Kind. Dieses massiert den Rücken des Kindes nach Vorgabe der Geschichte. Die Spielleitung liest:

Am Himmel funkeln viele Sterne.
(Hinweis für die Kinder: *„Die Handflächen auf mehreren Stellen des Rückens auflegen."*)

Sie leuchten jede Nacht silberhell, damit sie jeder sieht.
(Hinweis für die Kinder: *„Mit den Handflächen über den Rücken streichen."*)

Eines Tages aber kommt ein gewaltiger Sternensturm.
(Hinweis für die Kinder: *„Mit den Handflächen kreisende Bewegungen machen."*)

Viele Sterne können sich nicht mehr am Himmel halten und fallen herunter.
(Hinweis für die Kinder: *„Mit gespreizten Fingern von oben nach unten über den Rücken fahren."*)

Sie sind sehr unglücklich darüber. Wo sollen sie jetzt hin? Traurig lassen sie die Zacken hängen.
(Hinweis für die Kinder: *„Die Schultern mit beiden Händen kneten."*)

Das sieht der Wind und er hat Mitleid. Er packt die kleinen Sterne und setzt sie wieder hoch hinauf in den Himmel.
(Hinweis für die Kinder: *„Den Rücken mit beiden Händen kneten."*)

Darüber sind die Sterne sehr glücklich und strahlen nun umso mehr.
(Hinweis für die Kinder: *„Den Rücken mit den Handflächen warmreiben."*)

Solange bis der nächste Sternensturm kommt.

Nach Ende der Geschichte werden die Rollen getauscht.

Gustav Glühwürmchen

An warmen Sommernächten sieht man oft kleine, fliegende Lichtpunkte. Das sind Glühwürmchen auf ihrem Abendausflug. Sie lieben es, durch die Nacht zu fliegen, mal hierhin und mal dorthin, je nach Lust und Laune.

Im Autogenen Training begleiten die Kinder Gustav, das Glühwürmchen auf einem Streifzug durch die Sommernacht, spüren in einer Massage den Freuden eines Nachtausfluges nach und schärfen ihre Konzentration gemeinsam mit den Glühwürmchenkindern in der Waldschule.

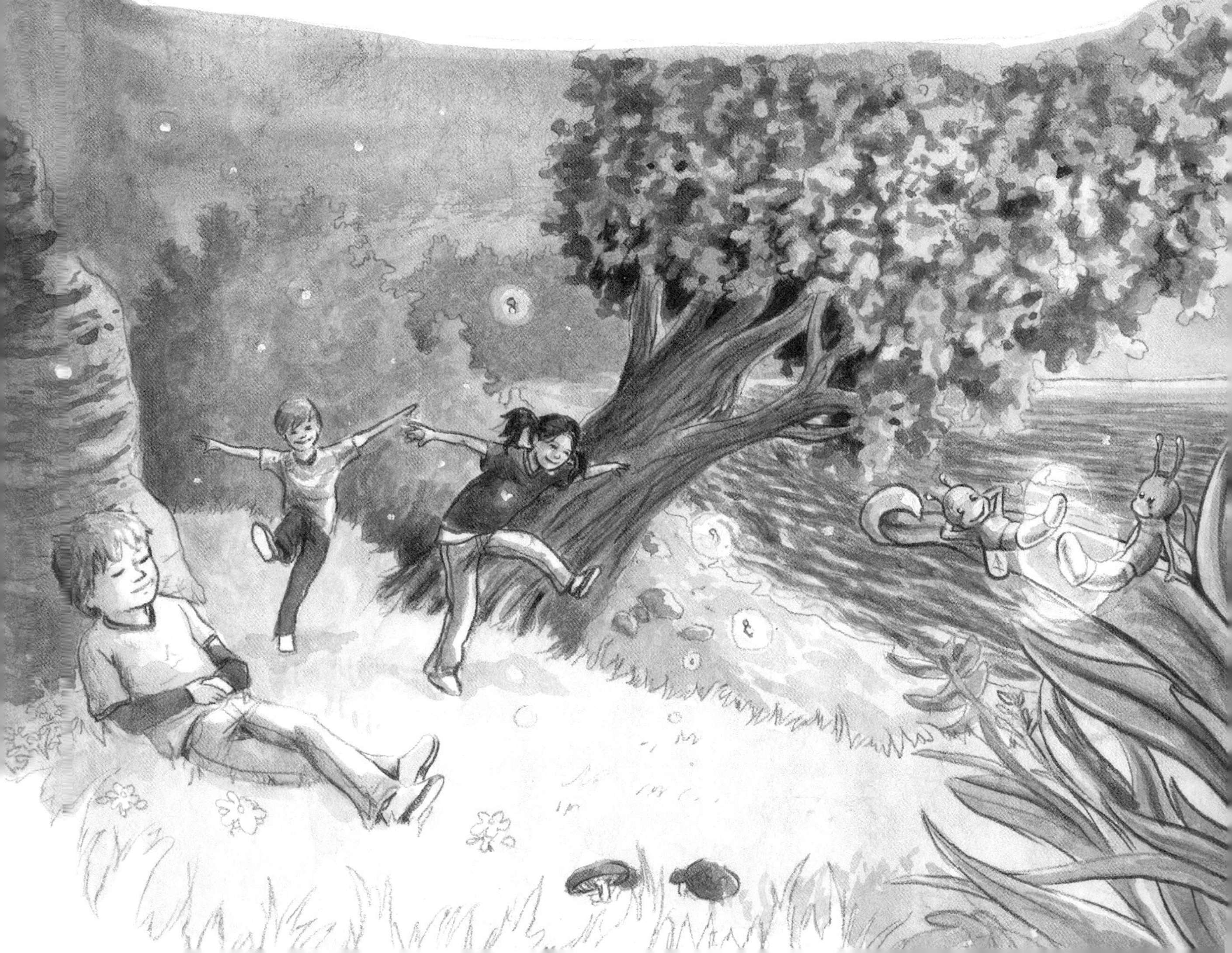

Gustav Glühwürmchen (AT)

Alter: ab 3 Jahren
Material: 1 Matte pro Kind

Die Kinder machen es sich auf den Matten bequem, so, wie sie am besten entspannen können – liegend, mit geöffneten oder geschlossenen Augen. Die Spielleitung fordert die Kinder auf, zuerst dreimal tief ein- und auszuatmen, dann wieder normal weiterzuatmen, und liest folgende Geschichte vor:

Tief im dunklen Tannenwald, in einem alten Steinbruch lebt Gustav, das Glühwürmchen mit seiner großen Familie. Wenn im Juni die Nächte warm sind, dann treffen sich die Glühwürmchen, um Ausflüge zu unternehmen. Gemeinsam mit seinen Freunden erkundet Gustav den tiefen Tannenwald. In der Nacht ist es dort dunkel und finster, aber Gustav fürchtet sich nicht. Schließlich ist er ein Glühwürmchen. Wird es ihm zu dunkel, fängt er einfach an zu leuchten. Für Glühwürmchen ist das ganz einfach.

(Wärmeformel)
Gustav stellt sich vor, wie sein ganzer Körper warm wird, und schon fängt er an zu leuchten.
Ihm wird es schön warm, während er leuchtet.
Wohlige Wärme strömt durch seinen Körper.
Durch sein Licht wird Gustavs ganzer Körper mollig warm.
„Könntest du dir auch vorstellen, wie ein Glühwürmchen zu leuchten?"

Nachts gibt es im Wald viel zu sehen. Der rote Fuchs schleicht leise um die Bäume auf der Suche nach Beute. Auch der Dachs hat seinen Bau verlassen und streift umher. Auf einem Ast sitzt die alte Eule Emilie. Ihre gelben Augen leuchten im Dunkeln wie zwei kleine, helle Sterne. Zwischen den Wurzeln der mächtigen Tannenbäume ist eine Mäusefamilie unterwegs. Sie müssen gut aufpassen, dass sie nicht von Fuchs oder Eule entdeckt werden.

Am liebsten fliegt Gustav zu dem kleinen See mitten im Wald. Dort ist es wunderschön. Der Mond spiegelt sich silbern auf der Wasseroberfläche und wenn Gustav ganz still ist, kann er das leise Plätschern der Wellen hören, wie sie an das Ufer schlagen.

(Ruheformel)
Dann wird Gustav ruhig und entspannt sich.
Das Schlagen der Wellen beruhigt Gustav.
„Kannst du dir vorstellen, wie die Wellen an das Ufer schlagen?
Vielleicht kannst du sie sogar hören."

Gustav kommt immer hierher, wenn er sich von seinen nächtlichen Flügen etwas ausruhen will. Er setzt sich auf einen Stein am Ufer und betrachtet die hell schimmernde Wasseroberfläche.

(Schwereformel)
Von der Anstrengung fühlt er sich ganz schwer.
Schwer und müde liegt er auf dem Stein.
Ganz schwer ist sein Körper von dem langen Fliegen.
Es tut gut, sich auf dem Stein auszuruhen.

Manchmal begleitet ihn seine Freundin Gitta. Gemeinsam sitzen sie auf dem Stein, dicht aneinandergekuschelt und träumen ein wenig.

(Sonnengeflecht)
Da wird es Gustav ganz warm im Bauch, weil er Gitta so gerne hat.
Wenn Gitta neben ihm liegt, fühlt Gustav eine wohlige Wärme in seinem Bauch.
Gustav leuchtet hell, weil sein Bauch so warm ist.
„Hast du auch jemanden so lieb, dass dir warm im Bauch wird?“

Lange, lange sitzen die beiden auf dem Stein am See, beobachten das Wasser und die sich im Wind wiegenden Grashalme am Ufer. Und natürlich träumen sie auch. Wovon sie träumen? Das ist wieder eine andere Geschichte. *„Aber wenn du willst, kannst jetzt auch du noch ein wenig träumen.“*

Zum Einschlafen hier aufhören!

(Rücknahme)
Langsam wird es auch für dich Zeit, zurückzukehren. Ich zähle jetzt langsam von 3 rückwärts. Bei 0 bist du wieder hellwach und voller Energie:

3 Atme einmal tief durch!
2 Balle die Hände zu Fäusten!
1 Recke und strecke dich!
0 Augen auf und du bist hellwach und voller Energie!

Alle Kinder recken und strecken sich. Sie strampeln mit den Füßen und bewegen die Arme, damit sie wieder richtig wach werden.

Überleitung

„Hat jemand von euch schon einmal ein Glühwürmchen gesehen? Was für Tiere streifen denn noch nachts im Wald herum? Wisst ihr, was die Tiere fressen? Wer von euch war schon einmal nachts in einem Wald?“

– Die Kinder bekommen Zeit zum Erzählen. –

„Als Nächstes sucht sich jeder einen Partner und ihr dürft während einer Massage gemeinsam mit den Glühwürmchen durch den nächtlichen Wald fliegen.“

Glühwürmchenmassage

Alter: ab 3 Jahren
Material: 1 Matte für jeweils 2 Kinder

Jeweils zwei Kinder tun sich zusammen. Ein Kind liegt auf dem Bauch oder sitzt mit zugewandtem Rücken vor dem anderen Kind. Dieses massiert den Rücken des Kindes nach Vorgabe der Geschichte. Die Spielleitung liest:

Es dämmert bereits und auf der Lichtung vor dem Steinbruch versammeln sich die ersten Glühwürmchen.
(Hinweis für die Kinder: *„Mit den Fingern über den Rücken trippeln.“).*

Immer mehr Glühwürmchen kommen heraus.
(Hinweis für die Kinder: *„Stärker mit den Fingern trippeln.“)*

Als alle da sind, fliegen sie zuerst viele Kreise in der Luft, weil das so viel Spaß macht.
(Hinweis für die Kinder: *„Mit den Handflächen über den Rücken kreisen.“)*

Einigen wird dabei richtig schwindelig und sie fallen wie Regentropfen auf den Boden.
(Hinweis für die Kinder: *„Mit gespreizten Fingern von oben nach unten über den Rücken fahren.“*)

Andere aber werden immer wilder und fliegen immer kleinere Kreise.
(Hinweis für die Kinder: *„Den Rücken mit beiden Händen kneten.“*)

Nach einiger Zeit schwärmen sie aus in den Wald.
(Hinweis für die Kinder: *„Mit den flachen Händen von oben nach unten über den Rücken streichen.“*)

Dort stehen viele Bäume und sie müssen immer wieder ausweichen.
(Hinweis für die Kinder: *„In Schlangenlinien mit der flachen Hand über den Rücken streichen.“*)

Den Glühwürmchen macht es Spaß und sie kommen in die entlegensten Winkel des Waldes.
(Hinweis für die Kinder: *„Den Nacken massieren und sanft über die Ohren streichen.“*)

Irgendwann ist die Nacht zu Ende und die ersten Sonnenstrahlen spitzen hervor.
(Hinweis für die Kinder: *„Mit gespreizten Fingern von oben nach unten über den Rücken fahren.“*)

Zeit für Glühwürmchen, nach Hause zurückzukehren.
(Hinweis für die Kinder: *„Mit den Fingern über den Rücken trippeln.“*)

Doch die nächste Nacht ist nicht weit und dann beginnt der Spaß von Neuem.

Nach Ende der Geschichte werden die Rollen getauscht.

Überleitung

„Jetzt konntet ihr euch gut entspannen. Die nächste Übung fördert eure Konzentration. Sie hilft beim besseren Lernen oder wenn ihr euch so richtig zappelig fühlt. Verteilt euch einfach im Raum, sodass jeder ein bisschen Platz um sich herum hat.“

Glühwürmchenschule (Brain-Gym- und Koordinationsübung)

Diese einfachen Brain-Gym- und Koordinationsübungen fördern die Konzentration der Kinder. „Brain-Gym“ bedeutet Gehirngymnastik und wird u. a. immer öfter in Schulen und Kindergärten eingesetzt. Sie sind vor allem vor Aktivitäten zu empfehlen, in denen die Kinder sich konzentrieren und still sitzen müssen, z. B. Vorlesen, Basteln, Malen, Klassenarbeiten.

Alter: ab 3 Jahren

Die Spielleitung stellt sich so auf, dass sie von allen Kindern gut gesehen wird. Die Kinder verteilen sich im Raum, sodass sie genügend Platz um sich herum haben. Die Spielleitung macht die Übungen zuerst vor, danach machen die Kinder sie nach. Es muss am Anfang nicht perfekt klappen. Die Spielleitung erzählt folgende Geschichte:

In einer kleinen Nische des alten Steinbruchs ist die Glühwürmchenschule untergebracht. Alle Glühwürmchenkinder müssen dort zweimal in der Woche den Unterricht bei dem alten und strengen Lehrer Harald besuchen.
Leider sind Glühwürmchen flatterhaft und es fällt ihnen schwer, längere Zeit im Unterricht aufzupassen. Aber Lehrer Harald weiß Rat, schließlich ist er schon uralt und sehr weise. Er macht mit den Glühwürmchenkindern ein paar einfache Übungen, damit ihr Gehirn in Schwung kommt und sie wieder toll mitarbeiten können.

„Verwurzelung“

Alle Glühwürmchen stellen sich mit geschlossenen Beinen auf den Boden. So bleiben sie eine Weile stehen und stellen sich vor, wie unter ihren Füßen Wurzeln in den Boden wachsen. Dazu schließen sie die Augen. Die Arme hängen locker neben dem Oberkörper herunter. Bald stehen alle Glühwürmchen ruhig da. Ihre Füße sind fest auf dem Boden.

Nach einer Weile strecken sie die Arme waagerecht zum Oberkörper nach außen, heben beide Fersen an und stehen auf den Zehenspitzen. Sie zählen bis 10 und rollen dann langsam wieder nach hinten ab und stehen nun ganz bewusst auf dem Boden. Das wiederholen sie dreimal.

Dann heben sie das rechte Bein, angewinkelt auf Bauchhöhe nach oben, halten es drei Atemzüge lang und stellen es wieder ab. Die Arme bleiben waagerecht. Danach wiederholen sie es mit dem linken Bein. Insgesamt wiederholen sie die Übung dreimal.

Wenn sie damit fertig sind, spüren sie, wie fest sie auf dem Boden stehen. Nun können sie genügend Konzentration für den Unterricht aufbringen.

„Überkreuzbewegungen“

Alle Glühwürmchen bewegen den rechten Arm zusammen mit dem linken Bein und anders herum. Sie gehen, hüpfen oder tanzen. Das ist ganz egal. Wichtig ist nur, dass sie mit ihren Bewegungen die Mittellinie des Körpers überqueren. Zum Beispiel berühren sie mit der linken Hand das rechte Knie und umgekehrt. Es macht ihnen viel Spaß. Bei dieser Übung werden beide Gehirnhälften angesprochen und so können alle Glühwürmchen danach viel besser denken.

„Liegende Acht“

Alle Glühwürmchen strecken ihren linken Arm gerade nach vorne aus und recken den Daumen in die Höhe. Nun fahren sie mit ihrer Hand die Umrisse einer liegenden Acht nach. Dabei folgen sie mit den Augen immer dem Daumen. Sie zeichnen mit jeder Hand dreimal eine Acht. Das brauchen sie, damit sie sich beim Lesen besser konzentrieren können.

Viel Spaß bei den Übungen!

Meerhexe Karin

Die Faszination des Meeres ist allgegenwärtig. Je tiefer man eintaucht in diese Welt, um so faszinierender und bunter wird sie. Gerade am tiefen Meeresboden, wo kaum ein Lichtstrahl hinfällt, ist die Welt leuchtend, bunt und voller Leben.

Im Autogenen Training begleiten die Kinder die Nixe Jule auf dem Weg zur Meerhexe Karin, in einer PME erleben sie die Verwandlung von der Nixe zum Menschen, spüren Wasser auf ihrer Haut und basteln zum Abschluss noch bunte Meereslichter.

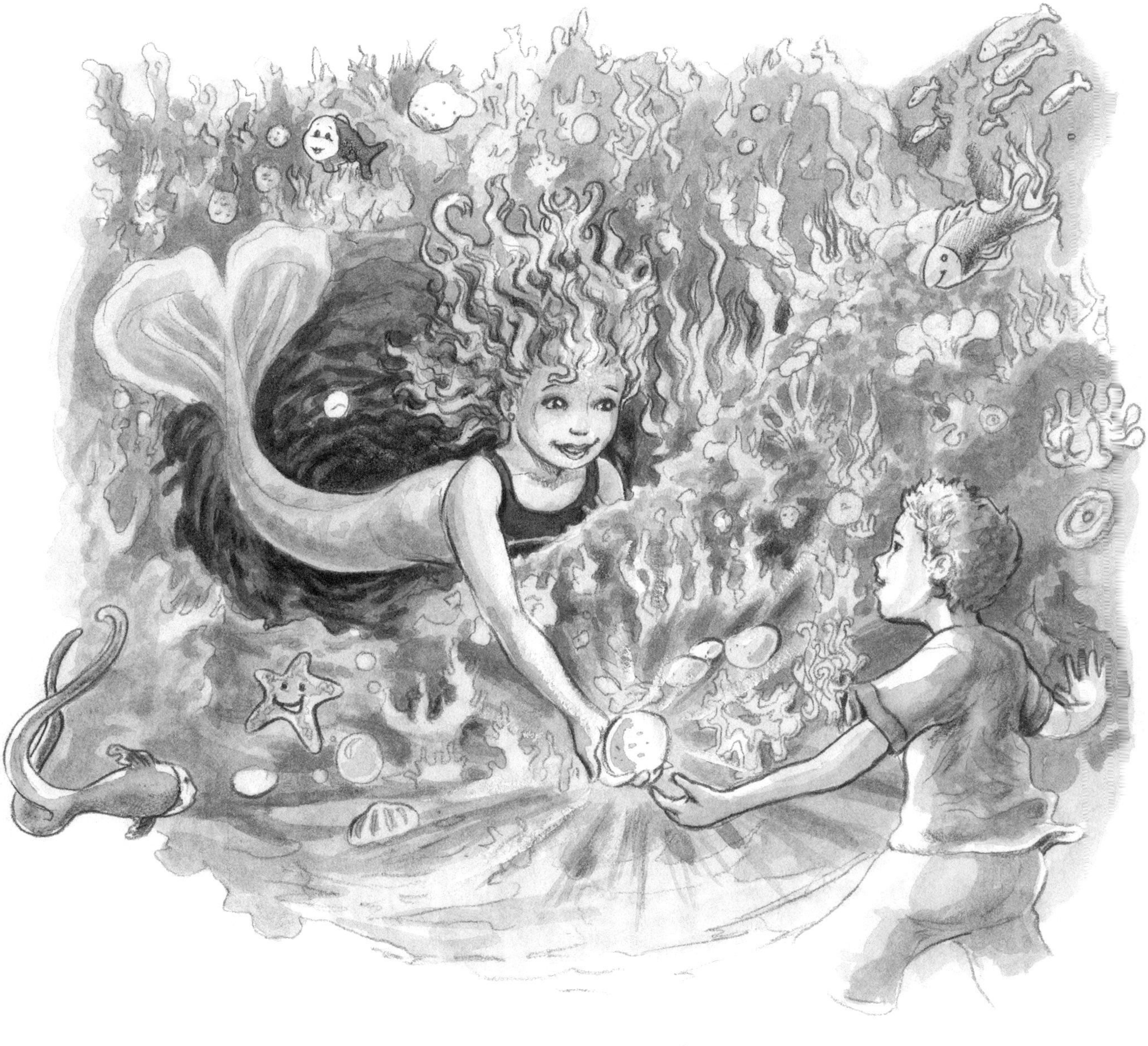

Karin, die Meerhexe (AT)

Alter: ab 3 Jahren
Material: 1 Matte pro Kind

Die Kinder machen es sich auf den Matten bequem, so, wie sie am besten entspannen können – liegend, mit geöffneten oder geschlossenen Augen. Die Spielleitung fordert die Kinder auf, zuerst dreimal tief ein- und auszuatmen, dann wieder normal weiterzuatmen, und liest folgende Geschichte vor:

Tief unten im Meer, wo es sehr dunkel ist, wohnt die Meerhexe Karin. In ihrer Unterwasserhöhle hat sie es sich gemütlich eingerichtet und fühlt sich pudelwohl. Wenn du möchtest, kannst du der Meerhexe einen Besuch abstatten. Die kleine Nixe Jule begleitet dich auf deinem Ausflug in die tiefe Unterwasserwelt. Gemeinsam mit ihr gleitest du durch das warme, klare Wasser. Mit ihrer Hilfe kannst du sogar unter Wasser atmen. Vertrauensvoll fasst du Jules Hand und lässt dich langsam nach unten mitten in die bunte Unterwasserwelt sinken.

(Schwereformel)
Du machst dich ganz schwer.
Immer weiter sinkst du nach unten.
Du wirst immer schwerer und schwerer.
Während du nach unten sinkst, betrachtest du neugierig die Unterwasserwelt um dich herum.

Viele bunte Fische schwimmen an dir vorbei. Sie sind freundlich und winken dir mit ihren Schwanzflossen lustig zu. Überall wachsen bunte Korallen, die wie leuchtende Blumen im Wasser sanft hin- und herschwingen.

(Ruheformel)
Hier unten im Meer ist es ganz ruhig.
Ruhig und entspannt gleitest du durch das wohlig warme Wasser.
Du fühlst dich ruhig, entspannt und geborgen.

Allmählich wird es etwas dunkler, aber du hast keine Angst. In der Ferne leuchtet ein warmes, goldenes Licht. Immer näher und näher schwimmst du an Jules Hand auf das Licht zu. Es strahlt Geborgenheit und Zuversicht aus. Du fühlst dich magisch von diesem seltsamen Licht angezogen. Als du näher kommst, entdeckst du, dass es nicht nur ein Licht ist. Viele Lichter in verschiedenen Farben leuchten hier unten auf dem Meeresgrund. Du siehst eine Höhle, deren Eingang von leuchtenden Steinen erhellt ist. Aus der Höhle kommt dir eine warme Strömung entgegen.

(Wärmeformel)
Je näher du kommst, umso wärmer wird es dir.
Wohlige Wärme strömt dir entgegen.
Das Wasser aus der Höhle ist ganz warm.
Angenehm warm ist das Wasser, das aus der Höhle strömt.
Kannst du die Wärme spüren, die dir entgegenströmt?

Die Meerhexe Karin steht am Eingang der beleuchteten Höhle und lächelt dir freundlich zu. Gemeinsam mit Jule schwimmst du in die Höhle hinein. Im Innern ist es noch viel schöner, als du es dir vorgestellt hast. An den Wänden leuchten die Steine in allen Farben. Sie strahlen ein beruhigendes, gedämpftes Licht aus. Welche Farbe haben deine Steine?

In der Höhlenmitte stehen drei bequeme Sessel. Du sinkst in das Polster hinein. Es ist weich und kuschelig. Die Meerhexe Karin gießt dir einen köstlich riechenden Tee ein. Er schmeckt genau so, wie du ihn am liebsten magst.

(Sonnengeflecht)
Während du den heißen Tee trinkst, wird dein Bauch ganz warm.
Wohlige Wärme strömt in deinen Bauch.
Du fühlst, wie der Tee deinen Bauch wärmt?
Die Wärme strömt von deinem Bauch aus in deinen ganzen Körper.
Dir wird wohlig warm.

Die Meerhexe erzählt euch ein altes Märchen, das sie von ihrer Urgroßmutter kennt. Es handelt von einem kleinen Delfin, der auf große Wanderschaft geht. Was der Delfin erlebt? Das ist wieder eine andere Geschichte.

Irgendwann wird es Zeit für dich, zurück zum Strand zu schwimmen. Zum Abschied schenkt dir die Meerhexe einen Stein in der Farbe, die du dir wünschst. Er leuchtet in deiner Hand. Es ist ein Stein, der Fröhlichkeit schenkt. Immer wenn du traurig bist, nimmst du ihn in die Hand und denkst an etwas, das dich sehr glücklich macht. Und sofort geht es dir wieder besser. Etwas wehmütig verabschiedest du dich und gemeinsam mit Jule schwimmst du zurück an die Wasseroberfläche. Dort angekommen, legst du dich in den warmen, weichen Sand, schließt die Augen und träumst noch ein wenig von deinem Ausflug zu der Meerhexe, tief unten auf dem Meeresgrund. *„Siehst du noch immer die leuchtenden Steine vor dir? Oder vielleicht spürst du auch die warme Strömung in der Höhle der Meerhexe?“*

Zum Einschlafen hier aufhören!

(Rücknahme)
Langsam wird es auch für dich Zeit, zurückzukehren. Ich zähle jetzt langsam von 3 rückwärts. Bei 0 bist du wieder hellwach und voller Energie.

3 Atme einmal tief durch!
2 Balle die Hände zu Fäusten!
1 Recke und strecke dich!
0 Augen auf und du bist hellwach und voller Energie!

Alle Kinder recken und strecken sich. Sie strampeln mit den Füßen und bewegen die Arme, damit sie wieder richtig wach werden.

Überleitung

„Das war die Geschichte von der Meerhexe Karin. Als Nächstes erleben wir alle zusammen eine Meerjungfrauenverwandlung. Weil ihr aber so lange still wart, dürft ihr nun so richtig herumtoben. Lauft durch den Raum, schüttelt eure Arme und Beine, damit sie locker werden, und ab und zu könnt ihr einmal einen kurzen, lauten Schrei ausstoßen.“

– Die Kinder bekommen Zeit für Bewegung. –

„Ich mache euch jetzt einmal die Meerjungfrauenverwandlung vor, danach legt ihr euch wieder alle hin, ich lese die Geschichte vor und ihr macht kräftig mit.“

Meerjungfrauenverwandlung (PME)

Alter: ab 4 Jahren
Material: 1 Matte pro Kind

Die Kinder liegen mit dem Rücken auf dem Boden, die Arme liegen dicht neben dem Körper und die Beine sind ausgestreckt. Die Spielleitung erzählt folgende Geschichte:

Jule ist eine kleine Meerjungfrau. Sie lebt im Meer und fühlt sich dort auch richtig wohl. Statt Beine hat sie einen schillernden Fischschwanz mit bunten Schuppen und zwischen den Fingern wachsen ihr Schwimmhäute. So fällt es ihr leicht, im Wasser ganz schnell zu schwimmen wie ein Fisch. Manchmal allerdings will Jule gar keine kleine Meerjungfrau sein, dann wäre sie lieber ein Mensch. An Land gibt es so viel zu entdecken.
Eines Tages spricht sie mit der Meerhexe Karin über ihren Wunsch, einmal für kurze Zeit ein Mensch zu sein. *„Das ist doch kein Problem für euch Meerjungfrauen“*, meint Karin. *„Pass genau auf, was ich dir jetzt sag, und wenn du dich daran hältst, wird dein Wunsch in Erfüllung gehen.“* Jule ist ganz aufgeregt. *„Allerdings ist das nur in Vollmondnächten möglich“*, erklärt ihr Karin. *„Vergiss das nicht.“*

In der nächsten Vollmondnacht schwimmt Jule auf den Strand zu und legt sich dort in den weichen Sand. *„Lege auch du dich ganz bequem auf den Rücken und mache gemeinsam mit Jule die Meerjungfrauen-Verwandlungsübung.“*

Zuerst liegt Jule ruhig da. Sie atmet ein paar Mal tief ein und aus. Dann atmet sie ganz ruhig weiter. Beim Atmen kann sie ihre einzelnen Körperteile spüren. Langsam strömt ihr Atem in ihren Bauch. Sie stellt sich vor, wie mit jedem Atemzug helles, warmes Licht in ihren Bauch strömt.

– kurze Pause –

Nach einer Weile ist ihr Bauch ganz warm. Nun stellt sie sich vor, wie ihre Schwanzflosse sich teilt und zwei Beine entstehen. Sie konzentriert sich auf ihre Beine und lässt ihren warmen, hellen Atem in ihre Beine strömen.

– kurze Pause –

Bald sind auch ihre Beine wohlig warm. Das ist ein sehr schönes Gefühl. Zum Schluss sind noch die Arme an der Reihe. Schließlich will Jule nicht mit Schwimmhäuten zwischen den Fingern umherlaufen. Sie stellt sich vor, wie ihr heller, warmer Atem in ihre Arme fließt bis in die Fingerspitzen.

– kurze Pause –

Nach einer Weile merkt sie, wie sich die Schwimmhäute zurückbilden und ihre Arme wohlig warm werden.
Nun hat Jule Arme und Beine wie ein richtiger Mensch. Allerdings ist alles noch ein bisschen steif. Also beschließt Jule, die Lockerungsübungen zu machen, die ihr Karin die Meerhexe beigebracht hat.

Jule liegt ruhig auf dem Rücken, die Arme liegen neben ihrem Körper. Sie atmet ein paar Mal tief ein und aus. Danach atmet sie ganz normal weiter. Am Anfang stellt sie sich immer die jeweilige Übung erst vor und bei *„jetzt“* spannt sie die Muskeln an, zählt langsam bis 5 und lässt dann wieder los.

Zuerst konzentriert sie sich auf ihre Arme. Sie stellt sich vor, wie sie die Hände zu Fäusten ballt, die Unterarme anwinkelt und die Oberarme fest auf den Boden drückt.
„Jetzt! 1 … 2 … 3 … 4 … 5 … loslassen!“
Jule lässt wieder los. Ihre Arme fühlen sich schon viel beweglicher an.

Zur Sicherheit wiederholt sie die Übung gleich noch einmal.
„Jetzt! 1 … 2 … 3 … 4 … 5 … loslassen!“
Eine Zeit lang liegt sie ganz ruhig da und spürt nur ihre Arme, die jetzt ganz locker sind.

Als Nächstes konzentriert sie sich auf ihr Gesicht. Sie stellt sich vor, sie hätte in eine saure Meereszitrone gebissen. Dabei verzieht sie ihr Gesicht und spannt viele Muskeln an. Aber aufpassen: nicht auf die Zähne beißen!
„Jetzt! 1 … 2 … 3 … 4 … 5 … loslassen!“
Gleich fühlt sich ihr Gesicht viel glatter und entspannter an. Auch diese Übung wiederholt Jule noch einmal.
„Jetzt! 1 … 2 … 3 … 4 … 5 … loslassen!“
Jule genießt das entspannte und glatte Gefühl ihres Gesichtes noch eine Weile.

Dann konzentriert sie sich auf ihre Schultern, Bauch und Po. Sie stellt sich vor, wie sie die Schultern nach hinten in den weichen Sand drückt, den Bauch einzieht und die Pobacken fest zusammenkneift.
„Jetzt! 1 … 2 … 3 … 4 … 5 … loslassen!“
Ihr Oberkörper ist so entspannt, dass Jule noch etwas weiter in den weichen Sand sinkt. Darum wiederholt sie die Übung auch gleich noch einmal.
„Jetzt! 1 … 2 … 3 … 4 … 5 … loslassen!“
Entspannt und ruhig liegt sie im weichen, warmen Sand. Sie atmet ein paar Mal tief ein und aus.

Als Nächstes konzentriert sie sich auf ihre neuen Beine. Das ist noch ungewohnt und sie muss sich wirklich gut konzentrieren.
Sie stellt sich vor, wie sie die Zehen nach oben zur Nase zieht und die gestreckten Beine auf den Boden drückt.
„Jetzt! 1 … 2 … 3 … 4 … 5 … loslassen!“
Zum ersten Mal spürt sie richtig ihre Beine. Sie sind locker und entspannt bis in die Zehenspitzen. Das gefällt ihr so gut, dass sie die Übung sofort wiederholt.
„Jetzt! 1 … 2 … 3 … 4 … 5 … loslassen!“
Nun sind auch beide Beine richtig entspannt Jule genießt es eine Weile.

Zum Schluss spannt Jule noch einmal alles an. „Sicher ist sicher“, denkt sie. Sie stellt sich vor, wie sie die Arme, das Gesicht, die Schultern, den Bauch, den Po und die Beine anspannt.
„Jetzt! 1 … 2 … 3 … 4 … 5 … loslassen!“
Ihr Körper ist herrlich locker und entspannt. An manchen Stellen kribbelt es sogar ein wenig.

Jule bleibt noch eine Weile liegen und genießt das entspannte Gefühl.
Über ihr rauscht der Wind in den Palmenblättern und sie kann den runden, silbernen Mond am Himmel sehen. *„Vielleicht kannst auch du dir vorstellen, wie es ist, ganz entspannt unter einer Palme zu liegen.“*

Zum Einschlafen hier aufhören!

(Rücknahme)
Langsam wird es auch für dich Zeit, zurückzukehren. Ich zähle jetzt langsam von 3 rückwärts. Bei 0 bist du wieder hellwach und voller Energie:

3 Atme einmal tief durch!
2 Balle die Hände zu Fäusten!
1 Recke und strecke dich!
0 Augen auf und du bist hellwach und voller Energie!

Alle Kinder recken und strecken sich. Sie strampeln mit den Füßen und bewegen die Arme, damit sie wieder richtig wach werden.

Überleitung

„Wir haben nun viel von Wasser und Meer gehört. Damit ihr aber auch das Wasser einmal intensiv spüren könnt, machen wir die nächste Übung. Jeder sucht sich einen Partner für die Körperfühlübung."

Wasser auf meiner Haut (Körperfühlübung)

Wasser ist Leben. Es ist genauso wie die anderen Elemente wichtig, um unser Überleben zu sichern. Kinder lieben das Element Wasser. Bei dieser Körperfühlübung spüren die Kinder bewusst die Wirkung von Wasser auf der Haut.

Alter: ab 4 Jahren
Material: 1 Glas mit Wasser und 1 Handtuch für jede Gruppe

Die Kinder gehen zu zweit zusammen. Jede Zweiergruppe erhält ein Glas Wasser und ein weiches, kleines Handtuch. Eines der Kinder zieht sich Schuhe und Socken aus. Danach legt es sich mit dem Rücken auf den Boden. Die Arme liegen neben dem Körper. Wenn es möchte, kann es die Augen schließen. Das andere Kind spielt den Wind und führt die passenden Bewegungen zur Geschichte aus. Die Spielleitung liest folgende Geschichte vor:

Jule, die kleine Meerjungfrau, freut sich sehr über ihre neuen Füße. Mit ihnen kann sie laufen wie jeder andere Mensch auch. Sie wackelt ein wenig mit den Zehen und bewegt leicht ihre Füße. Dann liegen sie wieder ganz still.

Sie spürt, wie der Wind über ihre neuen Füße streicht. Er bringt auch etwas von dem erfrischenden Meerwasser mit sich.

(Finger ins Wasser eintauchen.)
Zuerst berührt er vorsichtig den rechten Fuß. Er streicht über die Zehen, den Spann und ganz sanft auch über die Fußsohle. Überall, wo der Wind sie berührt hat, bleibt ein angenehmes, kühles Gefühl zurück.

– Zeit zum Berühren –

(Finger ins Wasser eintauchen.)
Dann wandert der Wind zum linken Fuß. Auch dort streicht er ganz sanft über die Zehen, den Spann und die Fußsohle. Hier kann Jule ebenfalls das angenehme, kühle Gefühl spüren.

– Zeit zum Berühren –

Jule hat ihre beiden Füße ganz intensiv gespürt. Nun möchte sie auch ihre Hände spüren. Vor allem, wie sich ihre Finger ohne Schwimmhäute anfühlen.

(Finger ins Wasser eintauchen.)
Der Wind streicht erst ganz sanft über die rechte Hand. Er fährt jeden Finger entlang, nach oben und wieder nach unten. Es ist ein angenehmes Gefühl.

– Zeit zum Berühren –

(Finger ins Wasser eintauchen.)
Dann weht der Wind zur linken Hand hinüber. Auch dort fährt er wieder jeden einzelnen Finger entlang. Ganz sanft streicht er darüber wie ein Hauch.

– Zeit zum Berühren –

Jule spürt ein angenehmes Kribbeln in Füßen und Händen, dem sie ein wenig nachspürt.

– Zeit zum Spüren –

(Finger ins Wasser eintauchen.)
Als Nächstes streicht der Wind über ihr Gesicht. Ganz sanft berührt er das Kinn – **(kurze Pause)** die Lippen – **(kurze Pause)** die Wangen – **(kurze Pause)** – er streicht über die Nase – **(kurze Pause)** die Augenlider und über die Stirn – **(kurze Pause)** – das alles passiert sanft, ohne Druck. Bald fühlt sich Jules Gesicht angenehm entspannt an. Es kribbelt leicht.
Der Wind zieht sich zurück und Jule spürt noch einmal intensiv ihr Gesicht.

– Zeit zum Spüren –

Nach einer Weile öffnet Jule die Augen. Sie sieht wieder die Palme und den Mond über sich. Und sie freut sich darüber, dass sie für eine Nacht Mensch sein kann.

Nach Ende der Geschichte werden die Rollen getauscht.

Hinweis

Die Geschichte sollte sehr langsam vorgelesen werden, damit immer Zeit ist, den Zeigefinger wieder in das Wasser zu tauchen, und damit die angesprochenen Stellen wie Gesicht, Hände und Füße bestrichen werden können (Nicht zu viel Wasser!).

Überleitung

„Alle haben jetzt gespürt, wie sich Wasser auf der Haut anfühlt. Wann spürt ihr denn sonst Wasser auf der Haut? Warum ist Wasser so wichtig? Weiß jemand wie der Kreislauf des Wassers funktioniert (Verdunsten … Wolken … etc.)?“

– Die Kinder bekommen Zeit zum Erzählen. –

„Damit ihr euch noch lange an Jule und die Meerhexe Karin erinnert, basteln wir jetzt gemeinsam bunte Meereslichter. Immer, wenn ihr sie anzündet, könnt ihr euch entspannen und an die Geschichte zurückdenken.“

Bunte Meereslichter (Basteln)

Bunte Meereslichter eignen sich besonders gut für laue Sommernächte. Man stellt ein Teelicht hinein und schon ist die leuchtende Tischdekoration fertig.

Alter: ab 3 Jahren
Material: leere, ausgewaschene Gurken- oder Marmeladengläser in der Anzahl der Kinder, buntes Seidenpapier, etwas Sand, Bastelkleister, Teelichter

Die Kinder basteln sich leuchtende Steine wie bei der Meereshexe Karin. Jedes Kind erhält ein eigenes Glas und reißt buntes Seidenpapier in kleine Stücke oder Streifen. Die Kinder bestreichen ihr Glas mit Bastelkleister (nicht zu dick auftragen), kleben die bunten Streifen oder Stücke auf das Glas und lassen sie eine Zeitlang trocknen. Ist der Kleber trocken, streuen sie so viel Sand in das Glas, bis die Unterseite gut bedeckt ist. Sie stellen ein Teelicht hinein und die Spielleitung zündet es an. Jetzt leuchten die Gläser wie die bunten Meeressteine in allen Farben.

Variante

Statt Sand kann auch bunter Dekosand verwendet werden. Dieser wird in mehreren Farben und Lagen übereinander in das Glas gegossen.

Mittsommer in Schweden

In Schweden ist der Mittsommertag ein Festtag. Man trifft sich, isst und trinkt und ist fröhlich. Die Menschen genießen die Freuden des Sommers und freuen sich über die Schönheit und den Überfluss der Natur.

Im Autogenen Training erleben die Kinder ein Mittsommerfest mit Inga in Schweden, entdecken in einer Meditation Blumen mit allen Sinnen und lassen sich zum Abschluss noch bei einer Mittsommermassage verwöhnen.

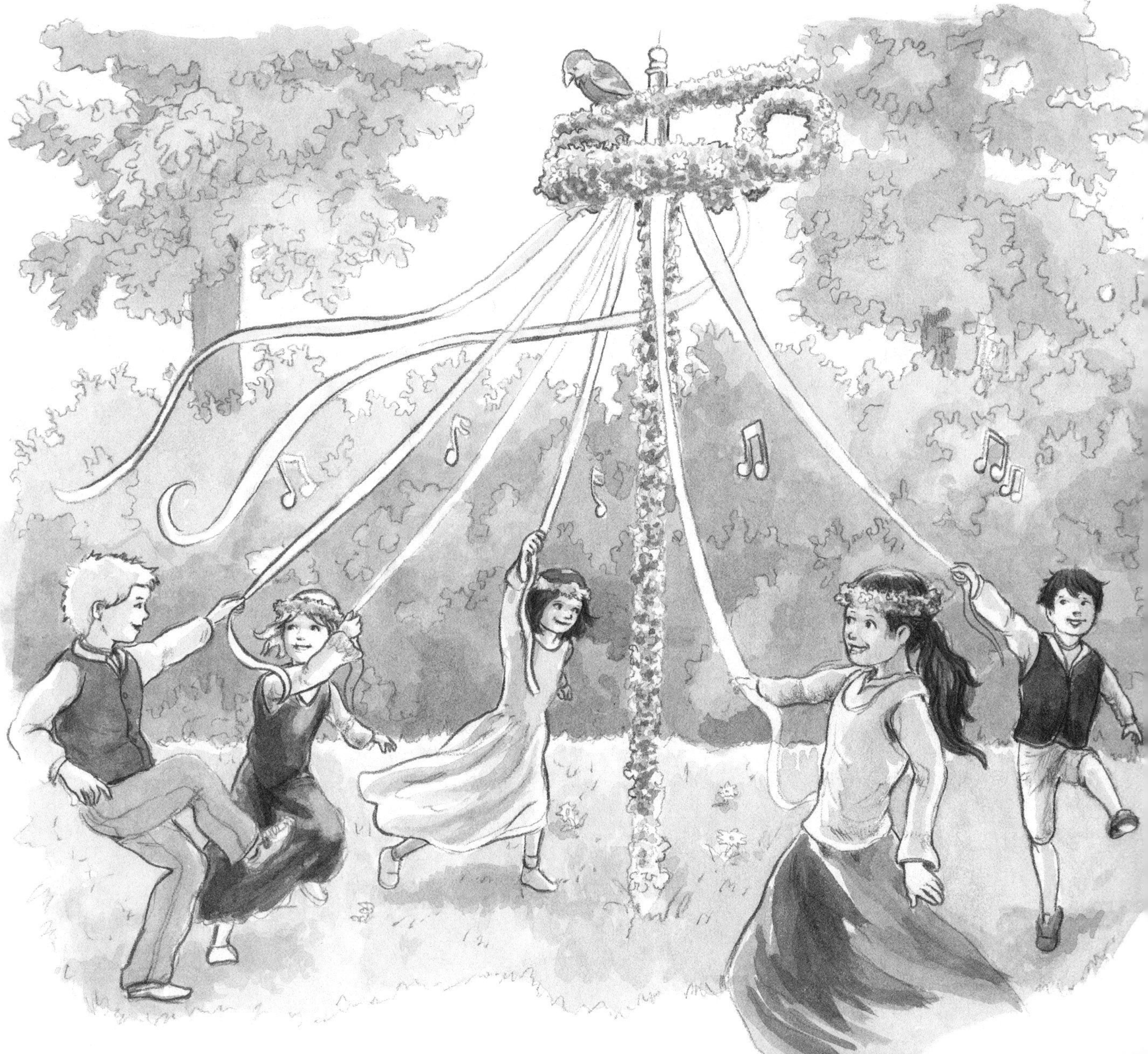

Das Mittsommerfest (AT)

Alter: ab 3 Jahren
Material: 1 Matte pro Kind

Die Kinder machen es sich auf den Matten bequem, so, wie sie am besten entspannen können – liegend, mit geöffneten oder geschlossenen Augen. Die Spielleitung fordert die Kinder auf, zuerst dreimal tief ein- und auszuatmen, dann wieder normal weiterzuatmen, und liest folgende Geschichte vor:

Heute ist Mittsommer. In Schweden wird der Mittsommertag groß gefeiert. Überall in den Dörfern stellen die Menschen Bäume auf, die mit Laub, Blumen und bunten Bändern geschmückt sind. Auch in Skrollaan bereiten sich die Menschen auf das Mittsommerfest vor. Inga ist sehr aufgeregt. Sie darf heute zum ersten Mal bei dem traditionellen Bändertanz mitmachen. Mit vielen anderen Mädchen steht sie – hübsch angezogen – unter dem Baum. Auf dem Kopf trägt sie einen Blumenkranz, den sie aus vielen bunten Sommerblumen selbst geflochten hat. Als die Musik erklingt, ergreift sie ihr Band und fängt an zu tanzen. Immer schneller und schneller wirbelt sie mit den anderen Mädchen um den Baum. Ihr Rock fliegt im Wind und ihre Wangen röten sich von der Anstrengung. Doch Inga spürt es nicht. Sie fühlt sich nur herrlich leicht und frei. Als die letzten Takte der Musik verklungen sind, lässt Inga sich erschöpft in das weiche Gras fallen.

(Schwereformel)
Ihr Arme und Beine sind ganz schwer von der Anstrengung.
Schwer sinkt sie in das Gras.
Sie spürt, wie schwer ihr Körper auf der Wiese liegt.
Alles an ihr ist ganz schwer vom Tanzen.

Wenn Inga nach oben schaut, kann sie bis in die Krone des Mittsommerbaumes blicken. Er ist mit grünem Laub, bunten Sommerblumen und Bändern in allen Farben geschmückt. Sie flattern sanft im lauwarmen Sommerwind. Es scheint, als ob sie Inga zuzwinkern. *„Kannst du dir vorstellen, wie es ist, unter dem Baum zu liegen und den bunten Bändern zuzuschauen?‘*

(Ruheformel)
Während Inga den Bändern zuschaut, wird sie ganz ruhig.
Sie blickt in den blauen Himmel und entspannt sich.
Immer ruhiger und ruhiger wird Inga.

Vorwitzige Sonnenstrahlen spitzen durch die Baumkrone und kitzeln Inga an der Nase.

(Wärmeformel)
Die Sonnenstrahlen wärmen Inga.
Inga wird es wohlig warm.
Eine wohlige Wärme durchströmt Inga.
Die goldenen Sonnenstrahlen wärmen Inga.
„Vielleicht wird dir bei dem Gedanken daran auch ganz warm.“

Noch eine Weile liegt Inga unter dem Baum und genießt die wohlige Wärme.

– kurze Pause –

Ein verführerischer Duft streift Ingas Nase. Es ist Zeit für das Abendessen. Wie jedes Jahr essen die Bewohner von Skrollaan gemeinsam an einer großen Tafel. Es gibt junge Kartoffeln, Hering, Sauerrahm mit Schnittlauch, Knäckebrot und Käse. Inga isst, so viel sie kann, denn es schmeckt sehr gut. Doch am meisten freut sie sich auf den Nachtisch, frische schwedische Erdbeeren mit Sahne. Nach dem Essen ist Inga richtig satt und am liebsten möchte sie sich wieder unter den Mittsommerbaum in das Gras legen.

Doch, was wäre die Mittsommernacht ohne den „Traumblumenstrauß“. Gemeinsam mit ihren Freundinnen geht Inga los, um einen Blumenstrauß aus neun verschiedenen Blumen, von neun unterschiedlichen Wiesen zu pflücken. Es heißt, wenn man diesen Blumenstrauß in der Nacht unter sein Kopfkissen legt, dann träumt man von dem Mann, den man später einmal heiraten wird. Allerdings darf, während die Blumen gepflückt werden, nicht ein Wort gesprochen werden. Das fällt Inga und ihren Freundinnen sehr schwer. Immer wieder kichern sie, während sie über die Wiesen streifen und Blumen suchen. Ein warmer Sommerwind weht über die Wiesen und die Blumen und Gräser wiegen sich sanft hin und her. Inga fühlt, wie sie ganz ruhig wird.

(Ruhe- und Atemformel)
Eine angenehme Ruhe ergreift Inga.
Sie atmet so ruhig und gleichmäßig wie der Wind.
Sanft streicht der warme Sommerwind durch ihr Haar und sie wird ganz ruhig.
Ruhig und gleichmäßig geht ihr Atem.
Spürst du auch die Ruhe?
Ganz ruhig und gleichmäßig atmest du ein und aus.

Bald haben alle einen schönen, großen Blumenstrauß gepflückt. Gemeinsam gehen sie zurück zum Fest. Sie tanzen und singen noch mit allen anderen Dorfbewohnern bis spät in die Nacht hinein. Es ist sehr lustig. Zum Abschluss trinkt jeder ein Glas heißen Früchtepunsch.

(Sonnengeflecht)
Inga spürt, wie der heiße Punsch ihren Bauch wärmt.
Ganz warm wird Ingas Bauch von dem Punsch.
Sie fühlt, wie wohlige Wärme in ihren Bauch strömt.
Die Wärme im Bauch verteilt sich im ganzen Körper.
Ihr wird wohlig warm.

Inga wird so müde, dass ihr fast die Augen zufallen. Gemeinsam mit ihren Eltern und ihren Geschwistern macht sie sich auf den Weg nach Hause. Bevor sie einschläft, legt sie noch schnell ihren Blumenstrauß unter das Kopfkissen. Schließlich möchte sie unbedingt von ihrem zukünftigen Ehemann träumen. Ob es wohl klappt? *„Von was träumst du in der Nacht? Vielleicht von bunten Sommerwiesen oder vom Wind, der durch die Baumkronen streicht?“*

Zum Einschlafen hier aufhören!

(Rücknahme)
Langsam wird es auch für dich Zeit, zurückzukehren. Ich zähle jetzt langsam von 3 rückwärts. Bei 0 bist du wieder hellwach und voller Energie:

3 Atme einmal tief durch!
2 Balle die Hände zu Fäusten!
1 Recke und strecke dich!
0 Augen auf und du bist hellwach und voller Energie!

Alle Kinder recken und strecken sich. Sie strampeln mit den Füßen und bewegen die Arme, damit sie wieder richtig wach werden.

Überleitung

„In Schweden wird Mittsommer gefeiert. Was für Feste werden denn bei uns gefeiert? Kennt ihr noch traditionelle Feste in anderen Ländern? Wisst ihr, was für Blumen auf den bunten Sommerwiesen stehen?“

– Die Kinder bekommen Zeit zum Erzählen. –

„Ich habe euch einige Blumen mitgebracht. Diese betrachten wir jetzt genauer und zwar nicht nur mit den Augen.“

Blumenmeditation

Bunte Blumen sprechen Kinder immer besonders an. Diese Meditation lädt die Kinder dazu ein, die Blumen nicht nur mit einem kurzen Blick zu streifen, sondern sie mit allen Sinnen zu entdecken.

Alter: ab 3 Jahren
Material: 2–3 Blumen pro Kind

Die Kinder sitzen entweder an einem Tisch oder auf dem Boden. Jedes sucht sich zwei Blumen aus und behält sie in der Hand. Jetzt liest die Spielleitung die Meditation vor. Im Text gibt es immer wieder Pausen, die zum Meditieren einladen:

„Nimm deine Blumen in die Hand und sieh sie dir genau an.
Was gefällt dir an ihnen am besten?
Schau dir die Farben und Formen genau an.
Achte auf jede Einzelheit, die du erkennen kannst.“

– Zeit zum Schauen –

„Schließe deine Augen. So kannst du viel besser riechen und fühlen.
Rieche an jeder einzelnen Blüte.
Wie riechen sie? Empfindest du ihren Geruch als angenehm?“

– Zeit zum Riechen –

„Streiche nun ganz sanft mit den Blüten über deine Wangen. Wie fühlt es sich an?“

– Zeit zum Spüren –

„Berühre sie vorsichtig mit den Fingern. Nicht zerquetschen! Wie fühlen sie sich an?“

– Zeit zum Fühlen –

„Öffne dann wieder deine Augen und betrachte deine Blumen ganz genau.
Entdeckst du vielleicht noch mehr Einzelheiten, die du beim ersten Mal nicht erkannt hast?“

– Zeit zum Schauen –

„Nun kannst du deine Blumen in eine Vase stellen. Sie bleiben bestimmt noch lange schön.“

Überleitung

„Wie war das, die Blume genau zu untersuchen? War das anders, als sie nur mit den Augen zu sehen?“

– Die Kinder bekommen Zeit zum Erzählen. –

„Jetzt sucht sich jeder einen Partner für die Mittsommermassage. Hier erlebt ihr noch einmal, wie der Mittsommerbaum aufgestellt wird.“

Mittsommermassage

Alter: ab 3 Jahren
Material: 1 Matte für jeweils 2 Kinder

Jeweils zwei Kinder tun sich zusammen. Ein Kind liegt auf dem Bauch oder sitzt mit zugewandtem Rücken vor dem anderen Kind. Dieses massiert den Rücken des Kindes nach Vorgabe der Geschichte. Die Spielleitung liest:

Heute ist Mittsommerfest. Viele fleißige Helfer sind dabei, den Mittsommerbaum aufzustellen.

Sie ziehen ihn an Seilen nach oben, bis er gerade steht.
(Hinweis für die Kinder: *„Mit gespreizten Fingern von oben nach unten über den Rücken streichen.“*)

Dann wird er unten in einem Ständer festgemacht.
(Hinweis für die Kinder: *„Den Rücken mit beiden Händen kneten.“*)

Immer mehr Menschen strömen auf den Festplatz, um zu helfen.
(Hinweis für die Kinder: *„Mit den Fingerspitzen über den Rücken trippeln.“*)

Einer der Männer klettert nach oben und befestigt einen großen Blumenkranz an der Spitze.
(Hinweis für die Kinder: *„Den Rücken von unten nach oben kneten.“*)

Dann klettert er wieder hinunter.
(Hinweis für die Kinder: *„Den Rücken von oben nach unten kneten.“*)

Die Frauen haben viele bunte Bänder zugeschnitten, die lustig im Wind wehen.
(Hinweis für die Kinder: *„Mit den Handflächen sanft in Schlangenlinien über den Rücken streichen.“*)

Auch diese befestigt der Mann an dem Baum. Er klettert nach oben.
(Hinweis für die Kinder: *„Den Rücken von unten nach oben kneten.“*)

Und danach wieder nach unten.
(Hinweis für die Kinder: *„Den Rücken von oben nach unten kneten.“*)

Bald ist der Baum fertig geschmückt und alle tanzen fröhlich um ihn herum.
(Hinweis für die Kinder: *„Mit den Handflächen kreisförmig über den Rücken reiben.“*)

Wer möchte, kann den Baum gleich noch einmal aufstellen.

Nach Ende der Geschichte werden die Rollen getauscht.

Sommerzeit ist Ferienzeit

Im Sommer werden überall Zeltlager abgehalten. Für die Kinder ist es oft ein unvergessliches Erlebnis, gemeinsam mit Freunden einige unbeschwerte Tage zu verbringen. Eine Nachtwanderung ist der Höhepunkt jedes Zeltlagers. Im Autogenen Training begeben sich die Kinder auf eine schaurig schöne Nachtwanderung, genießen einen Früchtepunsch und lernen bei einer Meditation die Nektarine genauer kennen.

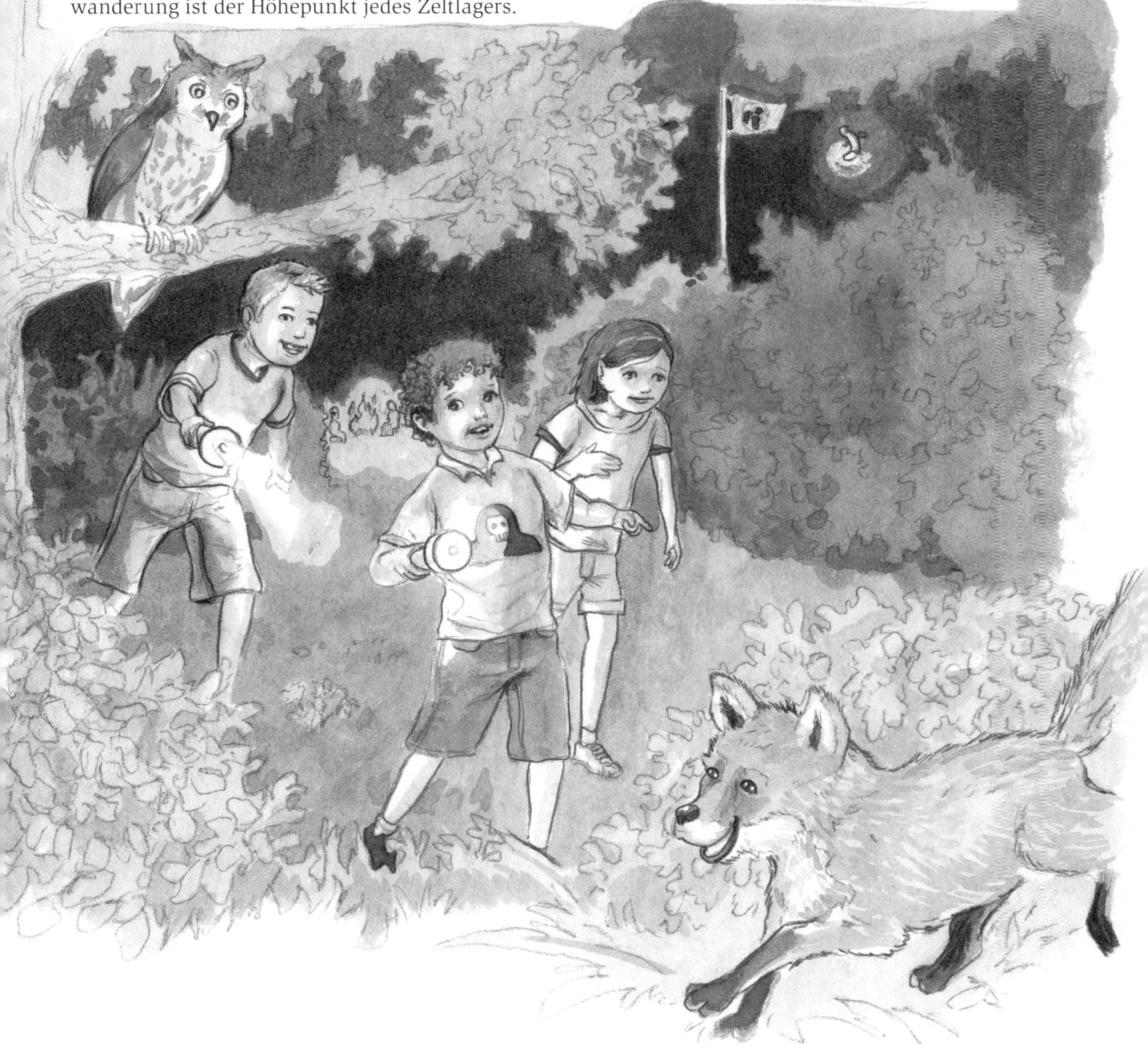

Im Sommerzeltlager (AT)

Alter: ab 3 Jahren
Material: 1 Matte pro Kind

Die Kinder machen es sich auf den Matten bequem, so, wie sie am besten entspannen können – liegend, mit geöffneten oder geschlossenen Augen. Die Spielleitung fordert die Kinder auf, zuerst dreimal tief ein- und auszuatmen, dann wieder normal weiterzuatmen, und liest folgende Geschichte vor:

Jedes Jahr fährt Johanna eine Woche in ein Zeltlager. Gemeinsam mit anderen Kindern spielt sie Fußball oder Verstecken, paddelt mit dem Kanu den Fluss entlang und macht Ausflüge. Es gefällt ihr sehr gut im Zeltlager. Immer ist es lustig und den ganzen Tag ist etwas los.

Heute aber ist ein besonderer Tag. Eine Nachtwanderung steht auf dem Programm. Johanna kontrolliert noch einmal, ob ihre Taschenlampe auch richtig funktioniert. Sie ist schon ganz aufgeregt und kann es kaum erwarten.

Endlich ist es soweit. Sobald es dämmert, treffen sich alle in der Mitte des Lagerplatzes. Die Kinder schwatzen durcheinander. Einer der Betreuer pfeift kurz. Das ist das Startzeichen. Es geht los! Ihr Weg führt sie mitten in den dunklen Wald hinein. Obwohl Vollmond ist und der Mond als helle Scheibe am Himmel steht, wird es im Wald so finster, dass Johanna ihre Hand nicht vor Augen sieht. Zum Glück hat sie ihre Taschenlampe. Das warme Licht weist ihr den Weg. Die großen Bäume sind nur als dunkle Schatten erkennbar. Es ist gespenstisch, so durch den nächtlichen Wald zu laufen. Die Kinder werden immer stiller und stiller.

(Ruheformel)
Im nächtlichen Wald ist es ganz ruhig.
In der Nacht ist es viel stiller im Wald.
Auch die Kinder sind ganz still und lauschen.

Wer still ist, hört viele Geräusche: das Schreien einer Eule oder das Knacksen der Zweige, wenn ein Fuchs umherschleicht. Sogar einige Glühwürmchen entdeckt Johanna. Wie kleine Glühfunken fliegen sie durch die Dunkelheit. Sie kommen so nahe heran, dass Johanna sie fast mit den Händen berühren kann.

Weiter vorne lichtet sich der Wald und Johanna sieht das Mondlicht wieder. Aber da ist noch etwas anderes. Ein orangeroter Lichtschein flackert durch die Bäume – ein Lagerfeuer. Immer schneller werden nun die Schritte der Kinder. Jedes möchte das Erste sein, das am wohlig warmen Lagerfeuer ankommt. Erschöpft setzen sie sich an das prasselnde Lagerfeuer.

(Schwereformel)
Johanna spürt, wie schwer ihre Füße vom Laufen sind.
Schwer wie Blei sind ihre Füße.
Lang streckt sie ihre schweren Füße aus.
Ihre Füße sind ganz schwer.

Eine der Betreuerinnen hat Früchtepunsch vorbereitet. Jemand reicht Johanna einen Becher. Der Duft nach Früchten steigt ihr in die Nase. Vorsichtig nimmt sie einen Schluck. Es schmeckt köstlich.

(Wärmeformel)
Johanna wird von dem Punsch ganz warm.
Wohlige Wärme durchströmt Johanna.
Sie fühlt sich warm und geborgen.

Eine Weile sind alle Kinder ganz still, genießen ihren Punsch und lauschen in die Nacht hinein. Ein lauer Sommerwind weht über die Lichtung.

(Ruheformel)
Ruhig und gleichmäßig schaukelt er die Gräser hin und her.
Johanna spürt, wie sie ruhig wird und sich entspannt.
Ruhe breitet sich in Johanna aus.

Später spielt Rita auf ihrer Gitarre ein paar Lieder und alle singen mit. Es ist wunderschön und ihre Stimmen hallen bis weit in die Nacht hinein.

Doch irgendwann ist selbst das schönste Erlebnis zu Ende. Die Kinder marschieren wieder zurück zu ihren Zelten. Müde schlüpft Johanna in ihren Schlafsack. Sie schläft sofort ein und träumt von prasselnden Lagerfeuern, glitzernden Glühwürmchen und dem sanften Nachtwind, der ihre Nase streift. *„Vielleicht träumst auch du ein wenig."*

Zum Einschlafen hier aufhören!

(Rücknahme)
Langsam wird es auch für dich Zeit, zurückzukehren. Ich zähle jetzt langsam von 3 rückwärts. Bei 0 bist du wieder hellwach und voller Energie:

3 Atme einmal tief durch!
2 Balle die Hände zu Fäusten!
1 Recke und strecke dich!
0 Augen auf und du bist hellwach und voller Energie!

Alle Kinder recken und strecken sich. Sie strampeln mit den Füßen und bewegen die Arme, damit sie wieder richtig wach werden.

Überleitung

„Wer von euch war schon einmal in einem Zeltlager? Habt ihr auch schon einmal ein Lagerfeuer gesehen? Seid ihr schon mal in der Nacht bei Dunkelheit unterwegs gewesen?"

– Die Kinder bekommen Zeit zum Erzählen –

„Die Kinder in der Geschichte haben Früchtepunsch getrunken. Eine Frucht, die darin enthalten ist, ist die Nektarine. Heute habe ich euch welche mitgebracht und wir sehen sie uns genauer an."

Nektarinenmeditation

Nektarinen sind vielen Kindern unbekannt. Für eine Meditation eignen sie sich durch ihr saftiges Fruchtfleisch und ihren intensiven Geruch sehr gut. Außerdem werden die Kinder zum Obstessen animiert.

Alter: ab 4 Jahren
Material: gut gewaschene Nektarinen, Küchenmesser

Die Spielleitung schneidet mehrere Nektarinen in Stücke und reicht jedem Kind zwei Stücke. Die Kinder nehmen jeweils ein Stück in eine Hand. Die Spielleitung spricht folgenden Text. Im Text gibt es immer wieder Pausen, die zum Meditieren einladen:

*„Nimm in jede Hand ein Stück Nektarine und betrachte sie genau.
Betrachte von jedem Stück die Innen- und die Außenseite. Was siehst du? Gibt es Unterschiede in der Farbe?“*

– Zeit zum Schauen –

„Schaue dir dann das Stück Nektarine an. Siehst du die Haut und das Fruchtfleisch? Schau es dir genau an! Kannst du erkennen, wie saftig die Nektarine ist?“

– Zeit zum Schauen –

„Schließe die Augen und rieche an jedem Stück. Lasse dir viel Zeit. Riecht es angenehm?“

– Zeit zum Riechen –

„Beiße nun vorsichtig von einem der beiden Stücke ab. Von welchem ist egal. Kaue ganz langsam. Wie schmeckt es?“

– Zeit zum Schmecken –

„Schmeckt es genau so, wie du es dir vorgestellt hast oder vielleicht sogar etwas besser?“

– Zeit zum Schmecken –

„Wenn du dein Stück Nektarine gegessen hast, öffnest du die Augen und isst das zweite Stück mit offenen Augen. Fühlt es sich genauso an? Schmeckt es genauso intensiv?“

– Zeit zum Schmecken –

„Du hast nun zum ersten Mal bewusst eine Nektarine gegessen. Ich hoffe, es hat dir Spaß gemacht.“

Überleitung

„Ich hoffe die Nektarine hat euch geschmeckt. Was für andere Sorten Obst kennt ihr? Welche Obstsorten schmecken euch? Wisst ihr, wo sie wachsen?“

– Die Kinder bekommen Zeit zum Erzählen. –

„Da wir jetzt so viel über Obst gehört haben, wollen wir zusammen einen kleinen Früchtepunsch machen. Er kann kalt oder warm getrunken werden.“

Früchtepunsch (Kochen)

Alter: ab 3 Jahren
Material: ¼ Liter Orangensaft, ⅛ Liter Johannisbeersaft, ¼ Liter Apfelsaft, ½ Liter Früchtetee, ¼ Liter Wasser, eine Prise Zimt, 2 Äpfel, 2 Nektarinen

Die Kinder mischen die Säfte mit dem Früchtetee und dem Wasser. Sie schneiden das Obst in kleine Stücke und geben es dazu. Für den Geschmack streuen sie etwas Zimt hinein. Der Früchtepunsch kann nun eisgekühlt serviert werden. Bei großer Hitze wirkt er sehr erfrischend. Natürlich kann er auch heiß getrunken werden.

Hugo, der Marienkäfer

Auf einer Sommerwiese ist immer viel los. Überall krabbelt und wuselt es. Die Tiere genießen die Wärme, vor allem die Insekten brauchen sie. Je wärmer es ist, umso schneller können sie sich bewegen und sie fühlen sich rundherum wohl.

Im Autogenen Training begleiten die Kinder Hugo, den Marienkäfer auf einem Ausflug über die bunte Sommerwiese, genießen eine Marienkäferkrabbelmassage, entspannen gemeinsam mit Insekten ihre müden Glieder und basteln süße Marienkäfer.

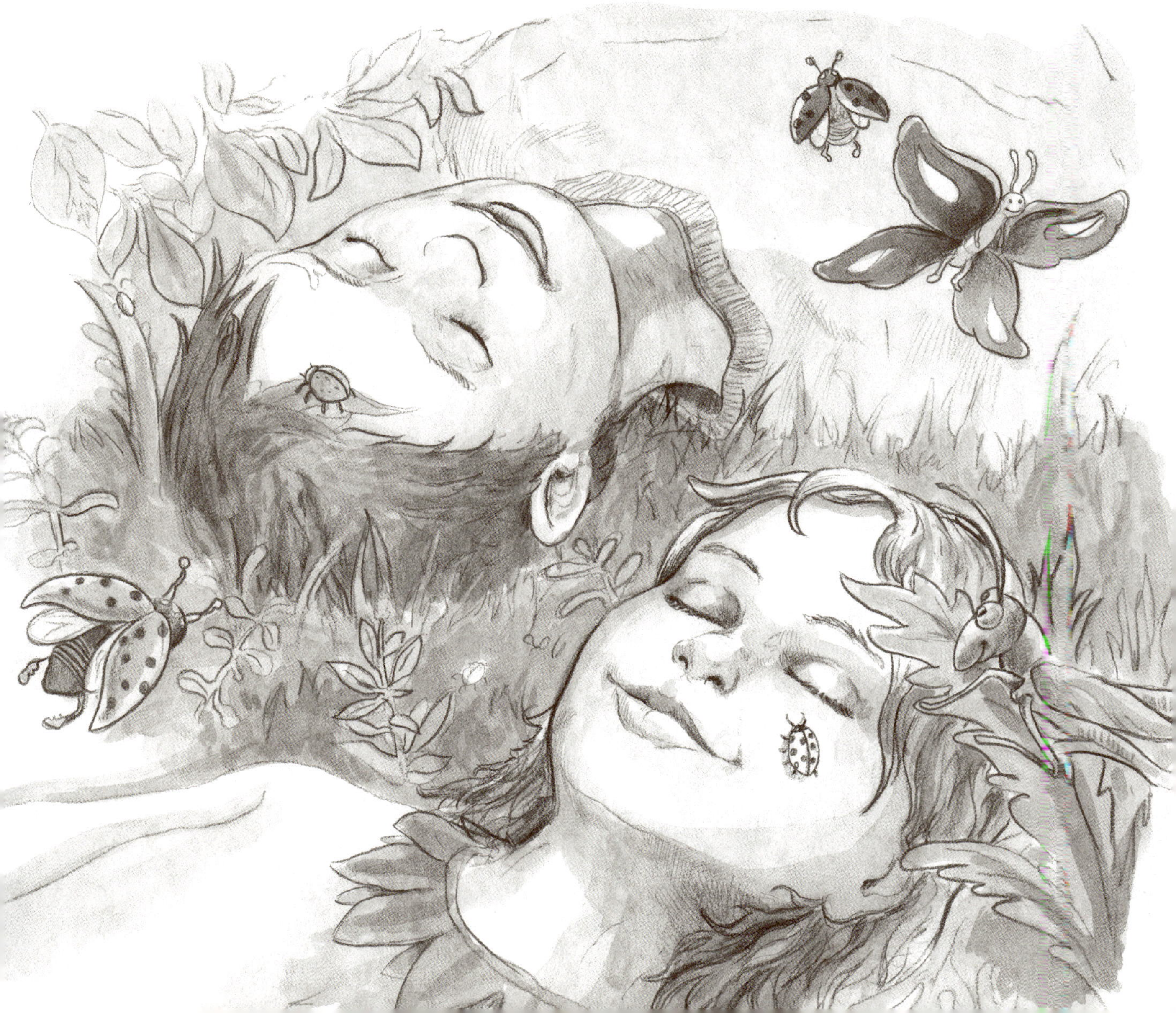

Hugo, der Marienkäfer (AT)

Alter: ab 3 Jahren
Material: 1 Matte pro Kind

Die Kinder machen es sich auf den Matten bequem, so, wie sie am besten entspannen können – liegend, mit geöffneten oder geschlossenen Augen. Die Spielleitung fordert die Kinder auf, zuerst dreimal tief ein- und auszuatmen, dann wieder normal weiterzuatmen, und liest folgende Geschichte vor:

Auf einer wunderschönen Sommerblumenwiese wohnt der Marienkäfer Hugo. Er ist ein Glückskäfer, denn er ist rot und hat sieben schwarze Punkte. Hugo lebt gerne auf dieser Wiese. Hier gibt es viele schöne Blumen. Hugo liebt Blumen. Am allerliebsten mag er Gänseblümchen. Von früh bis spät ist er unterwegs, um alle Blumen auf seiner Wiese zu besuchen. Am Morgen allerdings, wenn die Sonne am Himmel aufgeht, fühlt Hugo sich so steif, dass er seine Beine und Flügel nicht richtig bewegen kann.

(Schwereformel)
Seine Beinchen fühlen sich sehr schwer an.
Auch seine Flügel sind bleischwer.
Alles an ihm ist so schwer, dass er fast nicht aufstehen kann.
Er fühlt sich richtig schwer.
Ganz schwer liegt er auf seiner Blüte.

Sobald aber die Sonne herausspitzt und ihre goldenen Strahlen nach unten schickt, spürt Hugo, wie Leben in seine Glieder kommt.

(Wärmeformel)
Die goldenen Sonnenstrahlen wärmen ihn.
Wohlige Wärme durchströmt Hugo.
Seine Beinchen werden ganz warm von den goldenen Sonnenstrahlen.
Auch Hugos Flügel werden angenehm warm.
Die Wärme gibt Hugo Kraft und Energie.

Er breitet seine Flügel aus und macht sich auf zu einem kleinen Rundflug über seine Blumenwiese. Zuerst besucht er seinen Freund Karl, den Heuhüpfer. Der sitzt auf einem Grashalm und zirpt fröhlich vor sich hin, weil heute so ein schöner, warmer Sommertag ist. Und weil Hugo sich auch so über den herrlichen Sommertag freut, setzen sie sich gemeinsam auf einen Grashalm und lassen sich vom warmen Sommerwind hin- und herwiegen.

(Ruheformel)
Ruhig und gleichmäßig schwingt der Grashalm im Wind.
Sanft schwingt der Grashalm hin und her.
Das sanfte Schwingen beruhigt die beiden und sie entspannen sich.
Wie in einer Hängematte schaukeln Hugo und Karl locker und entspannt hin und her.

Nach einer Weile breitet Hugo seine Flügel aus, verabschiedet sich von Karl und fliegt weiter. Unterwegs trifft er Maria, den Schmetterling. Sie gleitet elegant durch die Lüfte wie eine Ballerina. Es ist schön, sie zu beobachten. *„Hast du auch schon mal einen Schmetterling gesehen, der durch die Luft schwebt?“*

Hugo gefällt der Tanz der Schmetterlingsdame und er schaut lange zu.

(Ruheformel)
Das entspannt ihn.
Während Hugo dem Schmetterling zuschaut, wird er ganz ruhig.
Die eleganten Bewegungen des Schmetterlings beruhigen Hugo.

Auf einer Sonnenblume, die mitten in der Wiese steht, entdeckt er Lara. Lara ist auch ein Glückskäfer und seine allerbeste Freundin. Hugo ist verliebt in Lara. Eng aneinandergekuschelt liegen die beiden Glückskäfer mitten in einer Sonnenblume und lassen sich die warme Sonne auf den Bauch scheinen.

(Sonnengeflecht)
Davon wird sein Bauch ganz warm.
Wohlige Wärme strömt in seinen Bauch.
Die wohlig warmen Sonnenstrahlen wärmen Hugo und Lara.
Sie fühlen sich rundherum wohl.

Von hier oben haben Hugo und Lara eine herrliche Aussicht auf die Sommerwiese. Sie sehen die bunten Blumen, das saftige grüne Gras und das kleine Bächlein, das sich glitzernd durch die Wiese schlängelt. So bleiben sie den ganzen Tag nebeneinander liegen und genießen die Sonne. Als die Dämmerung hereinbricht, beschließen sie, gemeinsam in der Sonnenblume zu übernachten. Sie kuscheln sich tief zwischen die bereits geschlossenen Blütenblätter und träumen.

„Weißt du, von was sie träumen? Vielleicht von einem schwankenden Grashalm im Wind? Oder von den goldenen Sonnenstrahlen, die sie wärmen? Träume auch du ruhig ein bisschen von bunten Sommerwiesen, den goldenen Strahlen der Sonne oder kleinen, süßen Glückskäfern."

Zum Einschlafen hier aufhören!

(Rücknahme)
Langsam wird es auch für dich Zeit, zurückzukehren. Ich zähle jetzt langsam von 3 rückwärts. Bei 0 bist du wieder hellwach und voller Energie:

3 Atme einmal tief durch!
2 Balle die Hände zu Fäusten!
1 Recke und strecke dich!
0 Augen auf und du bist hellwach und voller Energie!

Alle Kinder recken und strecken sich. Sie strampeln mit den Füßen und bewegen die Arme, damit sie wieder richtig wach werden.

Überleitung

„Das war die Geschichte von Hugo, dem Marienkäfer. Als Nächstes machen wir alle zusammen eine Insektenentspannung. Weil ihr aber so lange still wart, dürft ihr nun so richtig herumtoben. Lauft durch den Raum, schüttelt eure Arme und Beine, damit sie locker werden, und ab und zu könnt ihr einmal einen kurzen, lauten Schrei ausstoßen."

– Die Kinder bekommen Zeit für Bewegung. –

„Ich mache euch jetzt einmal die Insektenentspannung vor, danach legt ihr euch wieder alle hin, ich lese die Geschichte vor und ihr macht kräftig mit."

Insektenentspannung (PME)

Alter: ab 4 Jahren
Material: 1 Matte pro Kind

Die Kinder liegen mit dem Rücken auf dem Boden, die Arme liegen dicht neben dem Körper und die Beine sind ausgestreckt. Die Spielleitung erzählt folgende Geschichte:

Hugo und Karl fühlen sich nach kühlen Nächten am Morgen immer steif und unbeweglich. Eines Morgens, als es besonders schlimm ist, kommt Maria, der Schmetterling vorbeigeflogen. Sie hört die beiden jammern und schwebt näher.

„Was jammert ihr beiden denn so?“, fragt sie. *„Das kann man ja nicht mit anhören.“ „Meine Beine sind so steif, dass ich gar nicht mehr richtig hüpfen kann“*, beklagt sich Karl. *„Und mir tut mein Rücken weh und außerdem wollen meine Flügel nicht aufgehen“*, ergänzt Hugo. *„Ein klarer Fall von Muskelverspannung“*, urteilt Maria. *„Da müssen wir etwas dagegen unternehmen. Legt euch beide auf den Rücken. Hört immer erst genau zu und wenn ich ‚jetzt‘ sage, dann macht ihr genau das, was ich euch vorgesagt habe.“* Hugo und Karl legen sich bequem auf den Rücken. Die Arme liegen neben dem Körper.

„Spürt als Erstes in eure Arme.“ Maria erklärt ihnen alles Schritt für Schritt.
„Wenn ich jetzt sage, ballt ihr die Hände zu Fäusten, winkelt die Unterarme an und drückt die Oberarme fest auf den Boden.“
„Jetzt! 1 … 2 … 3 … 4 … 5 … loslassen!“
Die Arme von Karl und Hugo fühlen sich wirklich viel leichter an.

„Und nun wiederholen wir das Ganze noch einmal. Bei ‚jetzt‘ ballt ihr die Hände zu Fäusten, winkelt die Unterarme an und drückt die Oberarme fest auf den Boden.“
„Jetzt! 1 … 2 … 3 … 4 … 5 … loslassen!“
Beide liegen ganz entspannt da und fühlen ihren Armen nach. Sie sind herrlich leicht und entspannt.

„Als Nächstes stellt ihr euch vor, ihr hättet in ein ganz bitteres Blatt gebissen. Wenn ich ‚jetzt‘ sage, dann spannt im Gesicht jeden Muskel an, aber die Zähne bleiben locker. Nicht zusammenbeißen!“
„Jetzt! 1 … 2 … 3 … 4 … 5 … loslassen!“
Maria betrachtet Karl und Hugo lächelnd. Die beiden geben sich wirklich Mühe, alles richtig zu machen.

„Mein Gesicht ist viel glatter als vorhin“, erklärt Hugo. *„Dann machen wir es bei ‚jetzt‘ gleich noch einmal. Denkt daran: nicht die Zähne zusammenbeißen!“*
„Jetzt! 1 … 2 … 3 … 4 … 5 … loslassen!“
Hugo und Karl liegen ruhig und entspannt da und spüren, wie glatt ihr Gesicht sich anfühlt.

„Jetzt kommen wir zu den Schultern, dem Bauch und dem Po!“, erklärt Maria. *„Das hört sich kompliziert an, ist aber ganz einfach. Bei jetzt drückt ihr die Schultern nach unten in das Gras, zieht den Bauch ein und spannt den Po an.“*
„Jetzt! 1 … 2 … 3 … 4 … 5 … loslassen!“
Hugo und Karl lassen los. Hugo spürt, wie sein Rücken locker wird und sich entspannt. Seine Rückenschmerzen sind schon nicht mehr so schlimm.

„Und noch einmal“, sagt Maria.

„Jetzt! 1 … 2 … 3 … 4 … 5 … loslassen!“

Ruhig und entspannt liegen Hugo und Karl da und spüren, wie leicht ihr Oberkörper geworden ist. Die Hände, das Gesicht, die Schultern, der Bauch und der Po – alles ist leicht und entspannt. Sie genießen es eine Weile.

„Zum Schluss sind noch eure Beine an der Reihe.“ Maria besteht darauf, dass sie das Programm bis zum Ende durchziehen, denn nur dann kann es richtig wirken.

„Bei ‚jetzt‘ zieht ihr die Zehen zur Nasenspitze und drückt die gestreckten Beine fest auf den Boden“, sagt sie.

„Jetzt! 1 … 2 … 3 … 4 … 5 … loslassen!“

Ein angenehmes Kribbeln durchzieht die Beine von Hugo und Karl.

„Und auf ‚jetzt‘ noch einmal, damit die Beine schön locker sind“, Maria ist ganz in ihrem Element.

„Jetzt! 1 … 2 … 3 … 4 … 5 … loslassen!“

Nun ist der ganze Körper entspannt. Hugo und Karl fühlen sich rundum wohl. Auch Maria ist zufrieden. Sie winkt den beiden zum Abschied zu und fliegt leicht wie eine Feder davon. Die beiden liegen noch eine ganze Weile da, schauen in den blauen Morgenhimmel und genießen den lauen Sommerwind, der ihnen um die Nasen weht. *„Ruhe auch du dich noch ein wenig aus!“*

– kurze Pause –

„Ich könnte jetzt glatt einschlafen, so entspannt fühle ich mich“, erklärt Hugo. *„Also ich fühle mich topfit und könnte Blumen ausreißen“*, sagt Karl. Und so hüpft Karl munter über die Wiese, während Hugo noch eine Runde schläft. Jeder ist eben anders und das ist gut so. *„Wenn du möchtest, kannst auch du nun entweder aufstehen oder einschlafen.“*

Zum Einschlafen hier aufhören!

(Rücknahme)

Langsam wird es auch für dich Zeit, zurückzukehren. Ich zähle jetzt langsam von 3 rückwärts. Bei 0 bist du wieder hellwach und voller Energie.

3 Atme einmal tief durch!
2 Balle die Hände zu Fäusten!
1 Recke und strecke dich!
0 Augen auf und du bist hellwach und voller Energie!

Alle Kinder recken und strecken sich. Sie strampeln mit den Füßen und bewegen die Arme, damit sie wieder richtig wach werden.

Überleitung

„Nun sind eure Muskeln richtig entspannt. Damit ihr das noch einmal spürt, dürft ihr jetzt ein paar Runden rennen, hüpfen oder laufen, ganz, wie ihr wollt.“

– Die Kinder bekommen Zeit für Bewegung. –

„Und nun werdet ihr selber kleine Marienkäfer. Jeder sucht sich einen Partner und wir machen gemeinsam eine Marienkäferkrabbelmassage.“

Marienkäferkrabbelmassage

Alter: ab 3 Jahren
Material: 1 Matte für jeweils 2 Kinder

Jeweils zwei Kinder tun sich zusammen. Ein Kind liegt auf dem Bauch, das andere ist der Masseur. Es massiert das Kind nach Vorgabe der Geschichte. Die Spielleitung liest:

Marienkäfer sind sehr flinke Tiere. Mit ihren sechs Beinchen krabbeln sie munter herum. Sie schaffen es sogar, einen Grashalm hinaufzuklettern, ohne herunterzufallen.

Zu dir kommen jetzt auch zwei Marienkäfer angeflogen und landen auf deinem Rücken. (Hinweis für die Kinder: *„Die Fingerspitzen auf den Rücken drücken.“)*

Sofort fangen die beiden Käfer an zu krabbeln. (Hinweis für die Kinder: *„Mit den Fingerspitzen über den Rücken krabbeln.“)*

Am Anfang krabbeln sie ganz langsam den Rücken entlang. (Hinweis für die Kinder: *„Langsam mit den Fingern krabbeln.“)*

Sie werden immer schneller und schneller. (Hinweis für die Kinder: *„Schneller krabbeln.“)*

Wenn sie den Rücken entdeckt haben, wenden sie sich den Beinen zu. (Hinweis für die Kinder: *„Zu den Beinen krabbeln.“)*

Sie krabbeln erst über das eine Bein, sogar über die Fußsohle. (Hinweis für die Kinder: *„Über ein Bein bis zur Fußsohle krabbeln.“)*

Dafür brauchen sie ganz schön lange. Sie krabbeln mal langsam und mal schnell. (Hinweis für die Kinder: *„Langsam und schnell krabbeln.“)*

Nach einer Weile kommen sie zum anderen Bein. (Hinweis für die Kinder: *„Über das andere Bein krabbeln.“)*

Auch hier lassen sie sich viel Zeit und krabbeln mal langsam und mal schnell. (Hinweis für die Kinder: *„Langsam und schnell krabbeln.“)*

Nun haben sie beide Beine ganz entdeckt und krabbeln wieder nach oben zum Rücken. (Hinweis für die Kinder: *„Zum Rücken krabbeln.“)*

Hier entdecken sie die Arme und krabbeln erst einen Arm entlang, bis zu den Fingerspitzen. (Hinweis für die Kinder: *„Über einen Arm krabbeln.“)*

Und dann den anderen Arm entlang, bis zu den Fingerspitzen. (Hinweis für die Kinder: *„Über den anderen Arm krabbeln.“)*

Zum Schluss krabbeln sie langsam und vorsichtig auf den Kopf. (Hinweis für die Kinder: *„Auf den Kopf krabbeln.“)*

Dort sehen sie sich ganz vorsichtig um, weil der Kopf sehr empfindlich ist. (Hinweis für die Kinder: *„Ganz vorsichtig krabbeln.“)*

Wenn sie alles gesehen haben, fliegen sie schnell davon.

Nach Ende der Geschichte werden die Rollen getauscht.

Mia, die kleine Elfe

Schon immer hat die verwunschene Welt der Elfen und Naturgeister die Menschen fasziniert. Viele Geschichten ranken sich um die unentdeckten Welten der kleinen Gestalten. Wahrheit oder nicht? Wer kann das wissen?

Im Autogenen Training begleiten die Kinder Mia, die Elfe auf den großen Sommernachtsball und tanzen gemeinsam mit ihr von Blüte zu Blüte, sie fühlen bei einer Körperfühlübung die feine Wärme des Sonnenpinsels auf ihrer Haut und basteln viele bunte Elfenblüten.

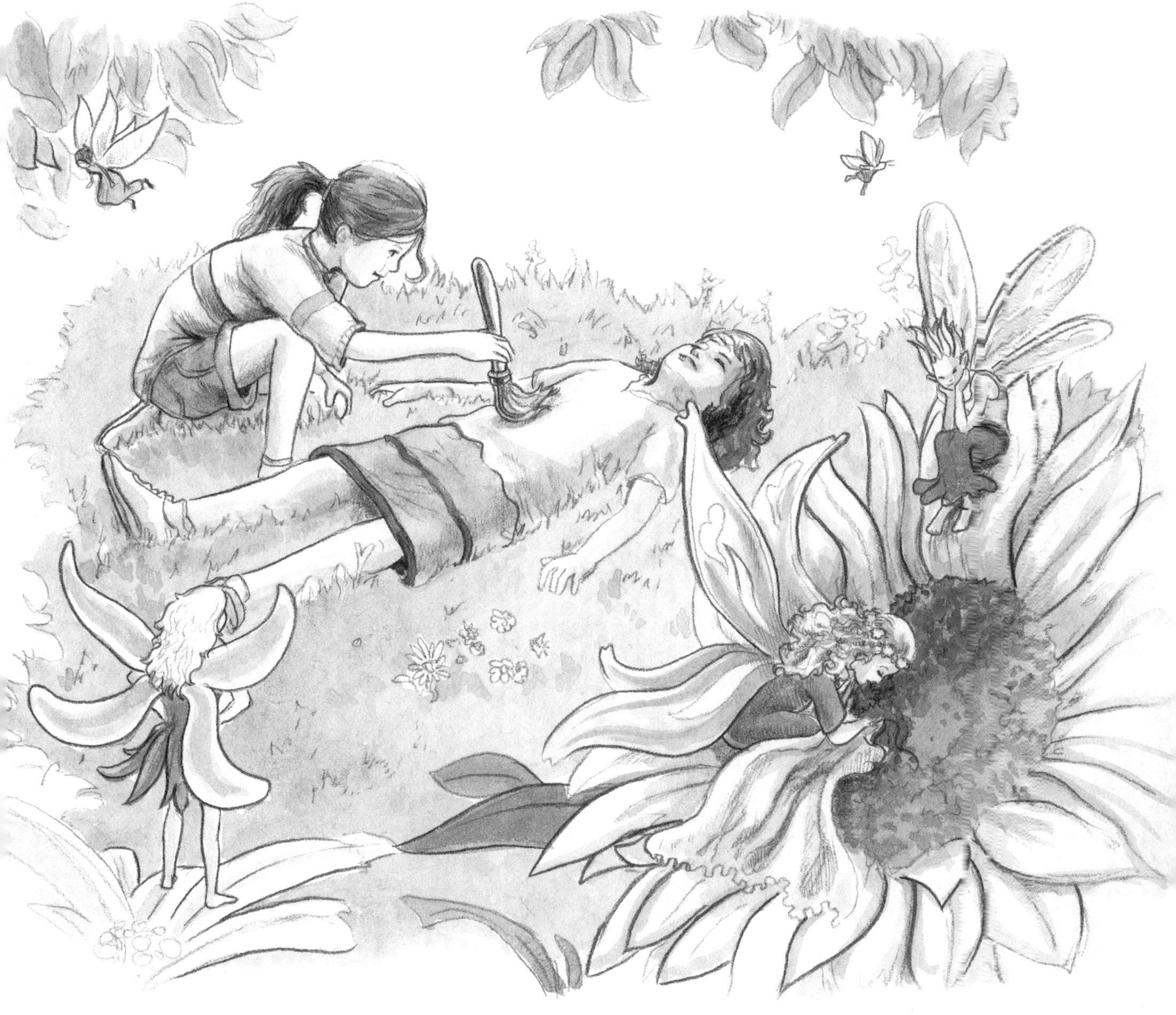

Die Elfe Mia (AT)

Alter: ab 3 Jahren
Material: 1 Matte pro Kind

Die Kinder machen es sich auf den Matten bequem, so, wie sie am besten entspannen können – liegend, mit geöffneten oder geschlossenen Augen. Die Spielleitung fordert die Kinder auf, zuerst dreimal tief ein- und auszuatmen, dann wieder normal weiterzuatmen, und liest folgende Geschichte vor:

Stell dir eine bunte Sommerwiese mit vielen Blumen vor. Du siehst das grüne Gras, die vielen bunten Blumen und die Käfer und Bienen, die durch die Luft summen und brummen.

Dort, inmitten dieser bunten Blumenwiese, sitzt auf einer strahlend gelben Sonnenblume die kleine Elfe Mia und hält einen hauchdünnen, goldgelb schimmernden Stoff in der Hand. Wie feine, gesponnene Sonnenstrahlen glänzt er. Aus diesem Stoff will sie sich ein Tanzkleid nähen für den Sommernachtsball.
Einmal im Jahr treffen sich alle Elfen auf der Blumenwiese zum Sommernachtsball. Wie warme, golden schimmernde Lichter schweben die Elfen von Blume zu Blume. Aus weiter Ferne erklingt überirdisch schöne Musik, sanft wie ein Windhauch. Ansonsten ist es ganz still auf der Wiese.

(Ruheformel)
Während die Musik spielt, werden die Elfen ganz ruhig.
Ganz ruhig und entspannt werden die Elfen.
Sie fühlen sich locker und gelöst.

In diesem Jahr ist das Fest ein ganz besonderes Ereignis. Der Elfenprinz hält Ausschau nach einer Prinzessin. Deshalb gibt sich Mia viel Mühe mit ihrem Kleid. Nur einmal mit dem Elfenprinzen tanzen, das ist ihr sehnlichster Wunsch.
Bis zum Abend ist nicht mehr viel Zeit und Mia beeilt sich, damit ihr Kleid rechtzeitig fertig wird. Sorgfältig setzt sie Naht für Naht. Es ist eine anstrengende Arbeit und als Mia ihr Kleid in den Händen hält, fühlt sie sich ganz erschöpft.

(Schwereformel)
Ihre Arme sind schwer von der harten Arbeit.
Mia fühlt sich richtig erschöpft.
Mit schweren Armen und Beinen liegt sie auf der Blüte.
Alles an ihr ist schwer und sie ist erschöpft.

Doch die Mühe hat sich gelohnt. Vor Mia liegt ein feines, weit fallendes Kleid, das im Sonnenlicht leuchtet wie die warme, goldene Sonne.

(Wärmeformel)
Bei dem Anblick wird es Mia wohlig warm.
Mia spürt die wohlig warmen Sonnenstrahlen auf ihrer Haut.
Wohlige Wärme durchströmt Mia, während sie ihr Kleid betrachtet, das in der Sonne leuchtet.
„Kannst du dir vorstellen, wie schön Mias Kleid in der Sonne leuchtet?“

Mia ist sehr stolz auf ihr neues Kleid. Lange sitzt sie da und betrachtet es. Als die Dämmerung hereinbricht, schlüpft sie vorsichtig hinein. Aus der Ferne hört Mia die wohlklingende Musik, die den Elfenprinzen ankündigt. Der Wind trägt die feinen Töne an ihr Ohr, während sie sanft auf ihrer Sonnenblume hin- und herschaukelt.

(Ruheformel)
Ruhig und gleichmäßig weht der laue Sommerwind.
Er trägt die Töne weit über die Wiese bis an Mias Ohr.
Der Wind streift ruhig und gleichmäßig über die Sommerwiese.
Auch Mia wird ganz ruhig und entspannt sich.

Der Stoff ihres Kleides fühlt sich herrlich weich und warm auf ihrer Haut an. In der Ferne nähert sich die Eskorte des Elfenprinzen. Mia spürt, wie die Klänge der Musik in ihrem Körper kribbeln. Wie von selbst beginnen ihre Beine und Arme sich zu bewegen und sie fängt an zu tanzen. Überall auf der Wiese erheben sich Elfen von ihren Blüten und wiegen sich im Takt der Musik. Leicht wie ein Windhauch schweben die Elfen über die Wiese.

(Ruheformel)
Während die Elfen tanzen, streift ein sanfter Windhauch ihre Stirn.
Er beruhigt sie.
Sie schwingen sanft hin und her und werden immer ruhiger und ruhiger.
Das leise Säuseln des Windes beruhigt sie.

Sie schweben von Blüte zu Blüte. Und Mia ist mitten unter ihnen. Ganz in ihren Tanz vertieft, hat sie alles um sich herum vergessen. Da tritt der Elfenprinz an sie heran. „Dein Kleid leuchtet so schön wie die Sonne“, bewundert er Mia. Und tatsächlich, jede Faser ihres Kleides leuchtet in einem weichen intensiven Goldton. Während Sie auf der Blüte saß, hat das Kleid die Strahlen der Sonne gespeichert und lässt es nun leuchten wie eine kleine Sonne. Der Elfenprinz fasst Mia an der Hand und tanzt den ganzen Abend nur mit ihr. *„Kannst du dir vorstellen, was dann passiert ist? Das ist eine andere Geschichte. Vielleicht träumst du ja heute Nacht davon.“*

Zum Einschlafen hier aufhören!

(Rücknahme)
Langsam wird es auch für dich Zeit, zurückzukehren. Ich zähle jetzt langsam von 3 rückwärts. Bei 0 bist du wieder hellwach und voller Energie:

3 Atme einmal tief durch!
2 Balle die Hände zu Fäusten!
1 Recke und strecke dich!
0 Augen auf und du bist hellwach und voller Energie!

Alle Kinder recken und strecken sich. Sie strampeln mit den Füßen und bewegen die Arme, damit sie wieder richtig wach werden.

Überleitung

„Kennt ihr noch andere Wesen außer Elfen? Wenn ihr eine Elfe wärt, wie würdet ihr heißen? Welche Lieblingsblume würdet ihr wählen?“

– Die Kinder bekommen Zeit zum Erzählen. –

„Stellt euch vor, ihr wärt alle kleine Elfen. Breitet eure Arme aus und schwebt im Zimmer umher. Aber denkt daran, Elfen sind sehr leichtfüßig und stoßen an niemanden an.“

– Die Kinder bekommen Zeit für Bewegung. –

„Jetzt dürft ihr euch einen Partner suchen und spüren, wie der Sonnenpinsel euch berührt und es euch ganz warm wird.“

Sonnenpinsel (Körperfühlübung)

Die Übung dient sowohl zur Entspannung als auch zum Fühlen des Körpers. Gleichzeitig fördert sie die Konzentration bei den Kindern.

Alter: Ab 5 Jahren
Material: 1 Matte und 1 Malerpinsel mit langem Stiel pro Zweiergruppe

Die Kinder bilden eine Zweiergruppe. Ein Kind legt sich auf den Rücken, die Arme liegen mit den Handflächen nach unten neben dem Körper, die Finger sind gespreizt. Falls das Kind es möchte, kann es die Augen schließen. Das andere Kind umfährt nun langsam und vorsichtig, entsprechend der Geschichte, das auf dem Boden liegende Kind mit dem Pinsel. Die Spielleitung spricht die Geschichte:

„Der Pinsel, den du in der Hand hältst, ist ein ganz besonderer Pinsel. Er ist von Elfenhand gemacht und da, wo er dich berührt, spürst du ein leichtes Kribbeln. Er schenkt dir viel Ruhe.

Zuerst ruht der Pinsel auf deiner Stirn. Nach einer Weile bewegt er sich auf einer Seite des Kopfes langsam nach unten zu deinem Ohr. Das kann ein kleines bisschen kitzeln, aber, wer entspannt ist, spürt es kaum.

Immer weiter bewegt sich der Elfenpinsel,
über den Hals – ***kurze Pause,***
die Schulter entlang – ***kurze Pause,***
und den Arm nach unten bis zur Hand – ***kurze Pause.***

Langsam tastet sich der Pinsel um jeden Finger herum. Spüre jeden Finger, den der Pinsel berührt – ***kurze Pause.***

Wenn er den Daumen umrundet hat, gleitet er langsam an der Innenseite deines Armes empor bis unter die Achseln – ***kurze Pause.***

Dort macht er mit Schwung einen Bogen und gleitet an deinem Oberkörper nach unten Richtung Bein – ***kurze Pause.***
Am Bein tastet er sich vorsichtig nach unten, über den Oberschenkel – ***kurze Pause,***
den Unterschenkel – ***kurze Pause,***
bis zu den Füßen.

Dort umrundet er jeden einzelnen Zeh. Kannst du sie auch spüren? – ***kurze Pause.***
Natürlich streicht er auch ein paar Mal über die Fußsohle. Wenn du entspannt bist, kitzelt es fast überhaupt nicht – ***kurze Pause.***
Der Pinsel streicht vorsichtig auf der Oberseite des Fußes nach oben – ***kurze Pause,***
über das Knie – ***kurze Pause,***
den Oberschenkel – ***kurze Pause,***
bis zum Bauch. Dort dreht er ein paar sanfte Kreise – ***kurze Pause,***
geht zum anderen Bein und fährt auf der Oberseite des Beines ***wieder*** *nach unten –* ***kurze Pause,***
über den Oberschenkel – ***kurze Pause,***
das Knie – ***kurze Pause,***
bis zum Fuß. Auch dort umrundet er jeden Zeh – ***kurze Pause,***
und streicht über die Fußsohle – ***kurze Pause,***
bevor er sich auf den Weg nach oben begibt.
Er gleitet sanft über den Unterschenkel – ***kurze Pause,***
den Oberschenkel, bis zu deinem Oberkörper – ***kurze Pause.***

Langsam nähert er sich der Achselhöhle, die er mit einem Schwung umfährt, und gleitet an der Innenseite des Armes entlang – ***kurze Pause.***

*Bei den Fingern lässt er sich wieder Zeit und umfährt jeden einzelnen Finger – **kurze Pause,***
*bevor er an der Außenseite des Armes nach oben gleitet – **kurze Pause.***
*Sanft streicht er über die Schultern den Hals entlang – **kurze Pause,***
*über die Ohren – **kurze Pause,***
bis er wieder an der Stirn ankommt.

Der Elfenpinsel hat deinem ganzen Körper Ruhe geschenkt. Du musst das Geschenk nur annehmen. Spüre noch eine Weile nach.“

Nach Ende der Geschichte werden die Rollen getauscht.

Variante (ab 3 Jahren)

Die Kinder streichen mit dem Pinsel ohne genaue Anweisung über den Körper des anderen Kindes. Die Geschichte wird entsprechend abgeändert. (z. B. *„Der Sonnenpinsel schenkt dir Ruhe und Wärme, spüre wie er sanft über deinen Körper gleitet. Er streicht über deinen Bauch, berührt auch die Beine bis zu den Zehen, selbst die Arme und Hände vergisst er nicht …“*).

Überleitung

„Nun seid ihr alle warm und entspannt. Damit ihr euch immer wieder an die Elfen erinnert, basteln wir nun gemeinsam bunte Elfenblüten.“

Elfenblüten (Basteln)

Die Elfe Mia liebt Blumen, je bunter, desto schöner. Leider blühen nicht immer so hübsche bunte Blumen auf den Wiesen. Darum können die Kinder sich selbst welche basteln. Die bunten Blüten eignen sich auch als Einladung für Feste.

Alter: ab 5 Jahren
Material: buntes Tonpapier, Schere, Kleber, brauner Stift; evtl. Bindfaden

Die Kinder zeichnen sich auf ein Stück Tonpapier eine große Blüte auf und schneiden sie aus. Auf ein Tonpapier in einer anderen Farbe zeichnen sie eine etwas kleinere Blüte und schneiden diese ebenfalls aus. Sie wiederholen alles mit einer noch kleineren, dritten Blume, ebenfalls in einer anderen Farbe. Sie kleben alle drei Blüten so übereinander, dass sie eine schöne, bunte Blüte ergeben. In die Mitte malen die Kinder noch ein paar Punkte, so sieht ihre Bastelblume aus wie eine richtige Blume.

Variante

Die Kinder schneiden die kleineren Blüten doppelt aus und kleben auf jede Seite eine, sodass beide Blütenseiten identisch sind. Danach ziehen sie einen Faden durch die große Blüte und hängen sie auf.

Variante (ab 3 Jahren)

Die Spielleitung zeichnet die Blüten auf Tonpapier vor, sodass die Kinder sie nur ausschneiden und übereinanderkleben müssen.

Anhang

Register

Autogenes Training (AT)

Massage, Meditation und Konzentration

Progressive Muskelentspannung (PME)

Körperfühl- und Koordinationsübungen

Basteln und Kochen

Die Autorin

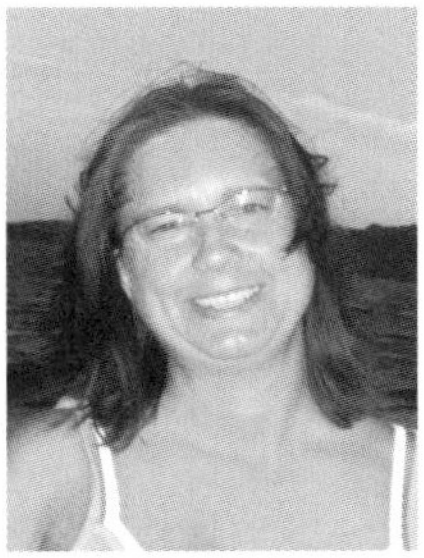

Mirjam Rögner-Schneider wurde 1970 geboren, ist verheiratet und hat drei Töchter. Sie ist Heilpraktikerin für Psychotherapie und Entspannungstherapeutin.
In ihrer eigenen Praxis arbeitet sie sowohl mit Erwachsenen als auch mit Kindern und Jugendlichen. Die Arbeit umfasst außer dem Gebiet der Psychotherapie vor allem Entspannungsverfahren. Diese werden sowohl im Einzeltraining als auch in Gruppenkursen angeboten. Außerdem hält sie Vorträge über Entspannung in Schulen und Kindergärten, aber auch in Vereinen und in ihrer eigenen Praxis.

Der Illustrator

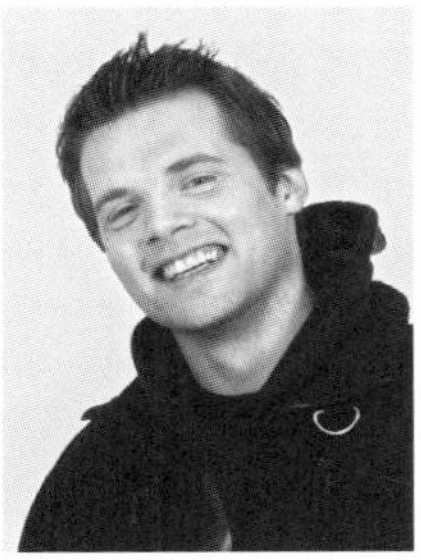

Marc Robitzky, geboren 1973, lebt mit seiner Frau und zwei Kindern in Aschaffenburg. Er zeichnet seit seinem zehnten Lebensjahr Comics und arbeitete schon während der Schulzeit als beauftragter Illustrator / Graffitikünstler.
Er studierte an der Hamburger Technischen Kunstschule sowie an der Frankfurter Akademie für Kommunikation und Design, an der er 1999 mit Diplom (Fachbereich Illustration) abschloss.
Seitdem ist Marc Robitzky als freiberuflicher Illustrator / Kommunikationsdesigner für verschiedene Verlage, Werbeagenturen und Firmen tätig. Für den Ökotopia Verlag illustrierte er zuletzt den Titel „Rangeln, Regeln, Rücksicht nehmen“ der Autorin Annegret Frank.